歯医者さんに教えて!

どんなお薬飲んでいますか？

患者さんの薬と持病を確認するときに使う本

［監修］長坂 浩　［編集］中島 丘

［執筆］今村栄作／岩﨑妙子／久保山裕子／星島 宏／守安克也／山口秀紀

クインテッセンス出版株式会社　2018

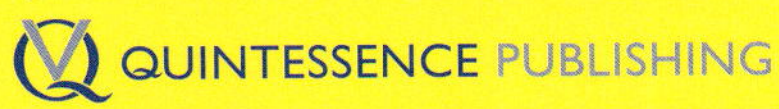

Berlin, Barcelona, Chicago, Istanbul, London, Milan, Moscow, New Delhi, Paris, Prague, São Paulo, Seoul, Singapore, Tokyo, Warsaw

はじめに

2017 年 1 月、日本老年学会、日本老年医学会は、高齢者の定義を 75 歳以上とする学会のパブリックコメントを公表しました。この根拠として関連学会、行政、福祉の連携により、65 歳以上の高齢者を対象とした基礎体力がおよそ 10 年若返ったことが指摘されており、この点は大変好ましいことです。一方で 65 歳以上の医科疾患罹患率は依然高く、高齢者（65 歳以上）の約 6 割が循環器系の疾患に罹患しており、多剤を服用するポリファマシーの問題、薬剤をしっかり服薬できているのかのアドヒアランス、コンプライアンスの問題も散見されます。

2010 年に初めて 65 歳以上の高齢者が本邦の総人口比 21%を超え、いわゆる「超高齢社会」が到来しました。さらに、2013 年には 25% を突破し、2018 年の現在、28.1%に達しています。人口推計からもわかりますが、歯科医院を訪れる患者さんの多くは、中高年層です。したがいまして、歯科医院でも何らかの疾患を有する患者さんの割合が高いことになります。歯科治療のリスクを減らし安全安心を向上させるためには、良好な医療者―患者関係の構築が重要です。具体的な方策の 1 つとして、他科で受けている治療内容や飲んでいる薬剤、検査データを患者さんと歯科医師がよく確認しあい、状況に応じて医科主治医の意見も取り寄せ、医療者が力をあわせて連携した医療形態（医科・歯科・薬科・地域連携）を構築することが必要となります。

本書は、良好な歯科医療者―患者関係の構築の一助となるために、わかりやすい内容を目指し制作しました。編者の中島先生は本書の構想を描いて分担執筆者を決め、段取りを行ったところで 2017 年 4 月 4 日に永眠されました。分担執筆者からの玉稿も拝見したところ、このまま世に出さずに埋もれるには非常に惜しい内容でしたので、クインテッセンス出版株式会社の大谷亜希子氏とご相談のうえ出版することになりました。

原稿の調整につきましては長坂が行ったため十分でないところがありますが、この点に関しましては読者のご叱正を賜ることができれば幸いです。

本書は中島先生の遺志を継いですばらしい内容と自負していますので、広く臨床や教育の現場で活用され、歯科医療の質の向上にお役立ちできればと願っております。

2018 年 10 月
編集　中島 丘
監修　長坂 浩

もくじ

Part 1

Part 2

付録

お口の健康情報メモ

もくじ

column

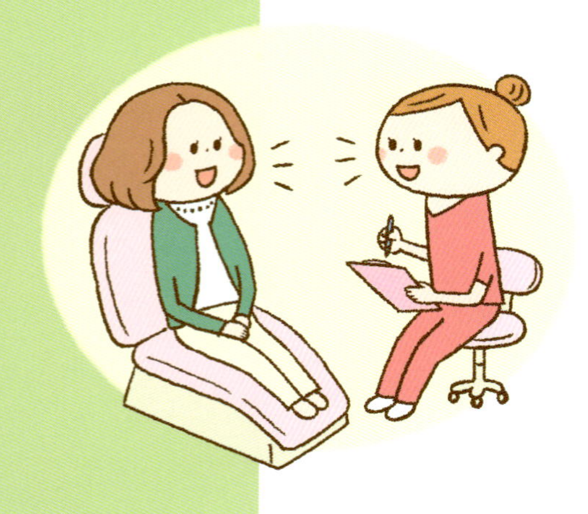

PART 1

あなたの持病のことを歯科医院のスタッフに教えてください。

―安全・安心な歯科治療のために―

山口秀紀／日本大学松戸歯学部歯科麻酔学講座

1 他科の治療と歯科治療は関係があります。

「口腔は全身の鏡」と言われるように、全身の健康状態は口腔の健康に、また口腔の状態は全身の健康に大きく関係しています。たとえば、糖尿病は歯周疾患と深い関係があることが証明されており、糖尿病のコントロール状態は、歯周疾患の発現や歯周治療の予後に影響し、また重度の歯周病は血糖値のコントロールに悪影響を与えます。

また、口腔と全身との関係は治療においても大いに関係があり、口腔の治療は全身状態にさまざまな影響を及ぼします。むし歯や歯周病の治療も例外ではありません。たとえば、歯科治療の際に用いる局所麻酔注射に含まれるアドレナリンという成分は、心臓や血圧に影響を与えることがわかっています。さらに歯科治療時の痛みやストレスは、脳貧血や血圧上昇など全身的な不快症状発現のもっとも大きな原因となります。

このように、歯科治療と全身の状態は密接な関係があります。安全な歯科治療を受けていただくために、全身の健康状態、疾患の治療状況、服用薬剤などについて、歯科医師や歯科医院のスタッフにお伝えください。

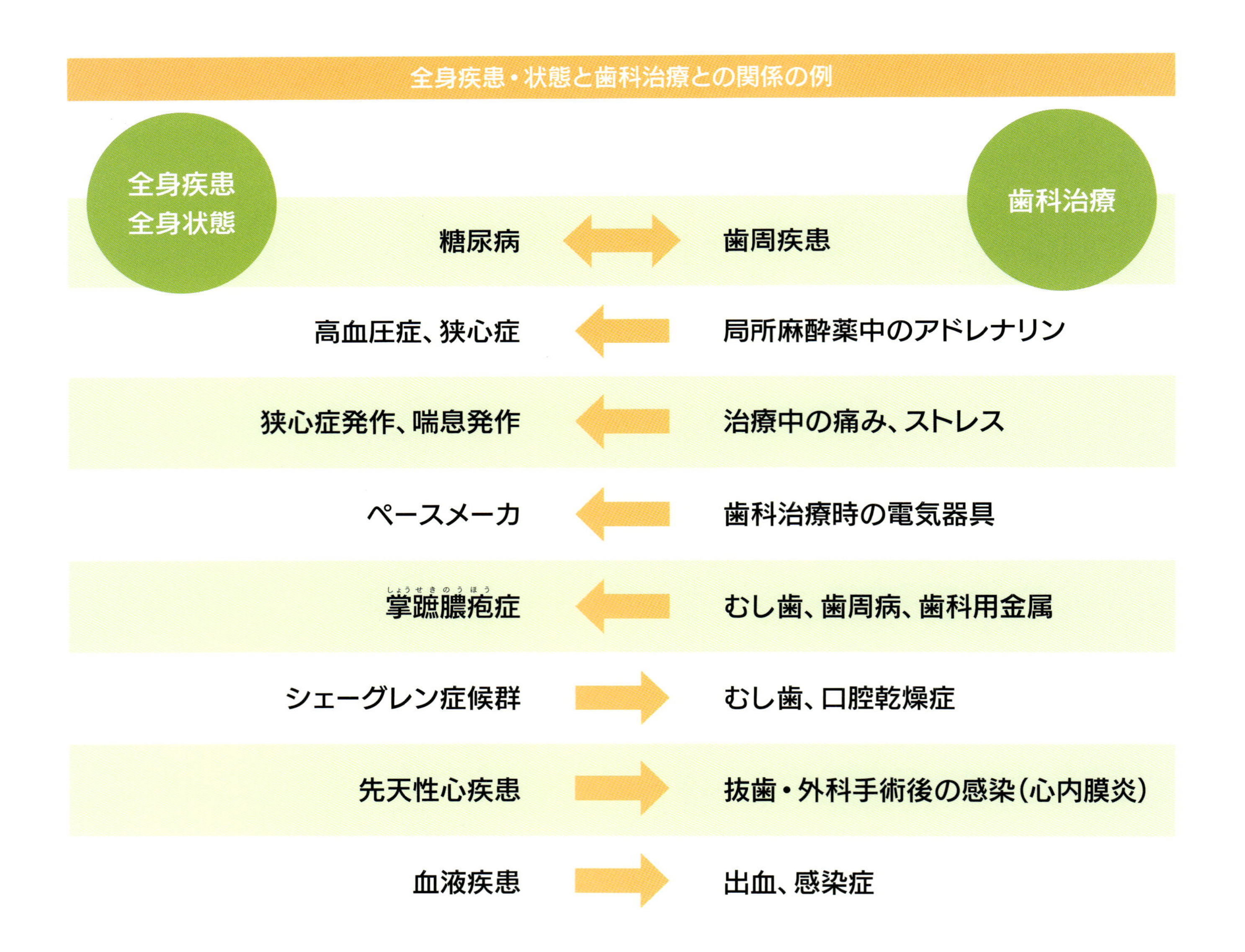

全身疾患・状態と歯科治療との関係の例
全身疾患
全身状態
歯科治療
糖尿病 ⇔ 歯周疾患
高血圧症、狭心症 ← 局所麻酔薬中のアドレナリン
狭心症発作、喘息発作 ← 治療中の痛み、ストレス
ペースメーカ ← 歯科治療時の電気器具
掌蹠膿疱症（しょうせきのうほう） ← むし歯、歯周病、歯科用金属
シェーグレン症候群 → むし歯、口腔乾燥症
先天性心疾患 → 抜歯・外科手術後の感染（心内膜炎）
血液疾患 → 出血、感染症

2 問診票（診療申込書）は、安全・安心な歯科治療を提供するためのものです。

身体の健康状態や、歯科治療が全身におよぼす影響を知るため、①問診票（診療申込書）、②医療面接（問診内容）、③健康手帳など患者さんがお持ちの資料、④かかりつけ医師からの意見書や検査データなどはとても大切な情報です。特に問診票は、患者さんの体調や全身のことを知るための最初の資料です。問診票には、今までにかかったことのある病気、現在の病状や治療の状況、服用している薬剤などについて正しく記入してください。また、現在通院されている場合は、受診している病院名・主治医の先生などについてもお知らせください。

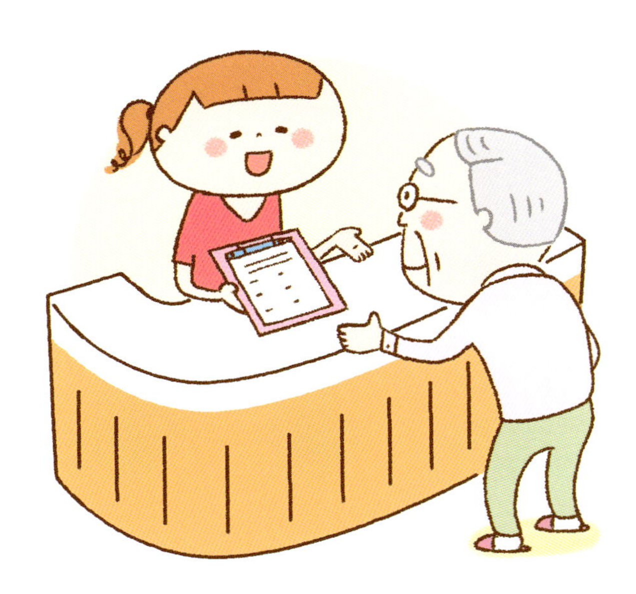

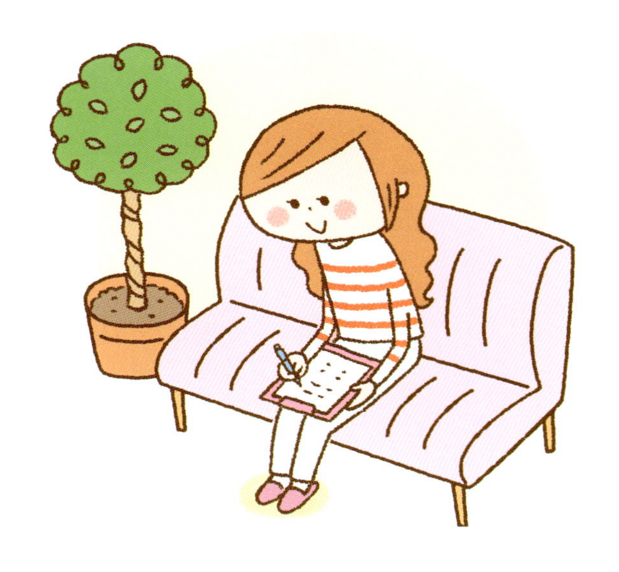

3 お薬手帳をお持ちください。

全身的な病気の治療のために服用している薬剤が、歯科治療に影響することも少なくありません。心臓や脳血管の病気のため抗血栓薬（血液サラサラのお薬）を服用している場合は、抜歯やインプラント治療などの際、止血の程度が問題となります。また、血糖降下薬やインスリンを使用している患者さんでは、歯科治療中の低血糖症状の発現に注意を払う必要があります。

飲んでいるお薬を教えていただくことで、歯科治療時に注意しなければならないことや、併用してはならないお薬がわかるだけでなく、服用しているお薬が口腔の疾患や治療に与える影響を考えた、より良い予防処置や口腔衛生指導を行うことにもつながります。安全に歯科治療を受けていただくために、お薬手帳をお持ちの方は必ずお知らせください。

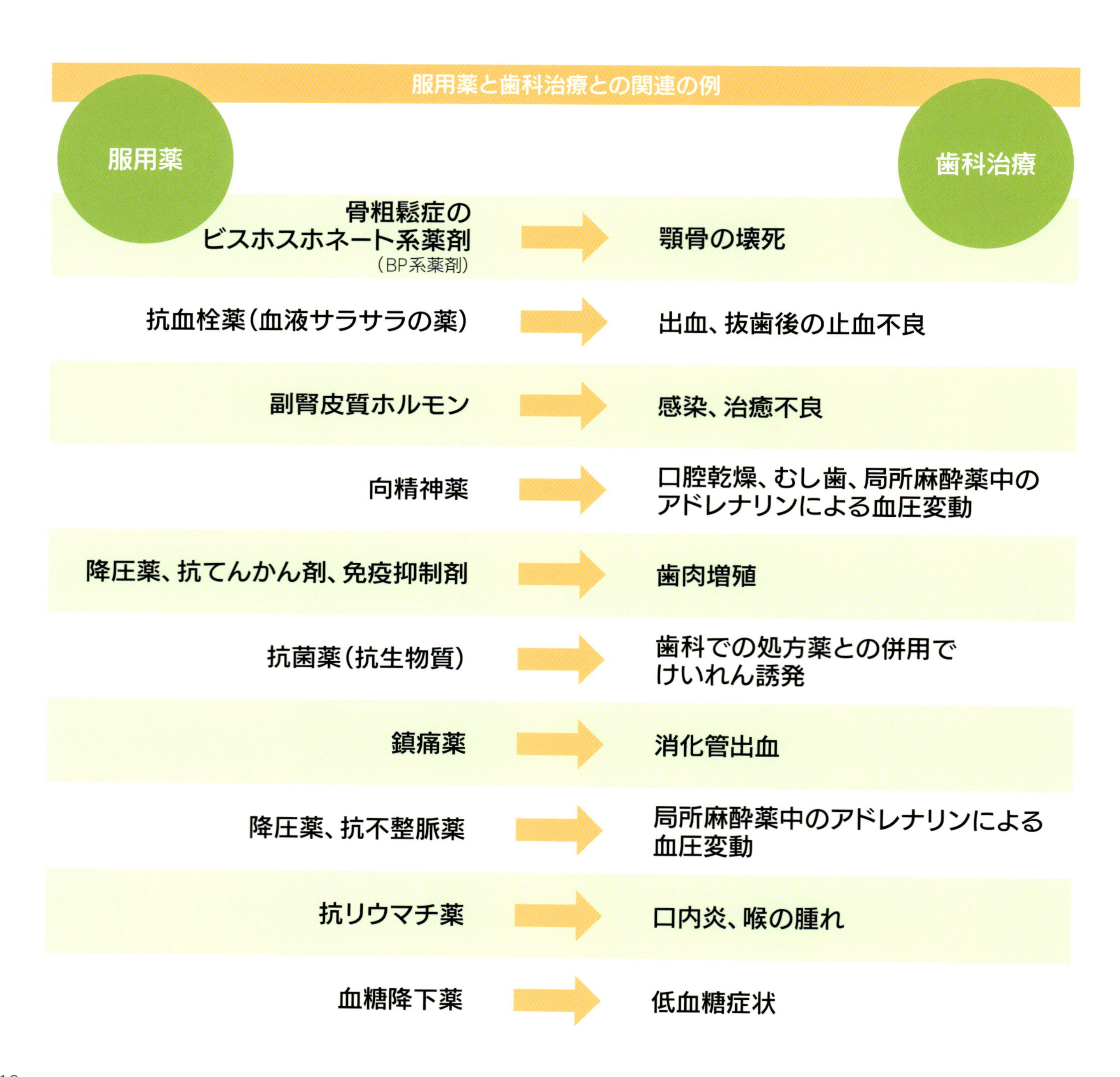

服用薬と歯科治療との関連の例
服用薬
歯科治療
骨粗鬆症の
ビスホスホネート系薬剤
（BP系薬剤）
顎骨の壊死
抗血栓薬（血液サラサラの薬）
出血、抜歯後の止血不良
副腎皮質ホルモン
感染、治癒不良
向精神薬
口腔乾燥、むし歯、局所麻酔薬中の
アドレナリンによる血圧変動
降圧薬、抗てんかん剤、免疫抑制剤
歯肉増殖
抗菌薬（抗生物質）
歯科での処方薬との併用で
けいれん誘発
鎮痛薬
消化管出血
降圧薬、抗不整脈薬
局所麻酔薬中のアドレナリンによる
血圧変動
抗リウマチ薬
口内炎、喉の腫れ
血糖降下薬
低血糖症状

4 手帳・カードがつなぐ信頼関係

医師や病院などから配布された、疾患に関する手帳や資料をお持ちの場合はご提示ください。血圧手帳やワーファリン手帳、糖尿病手帳などからは、日頃の疾患のコントロール状態を知ることができます。また、ハイリスクカード（感染性心内膜炎予防）、ペースメーカ手帳、てんかん患者用緊急カード、ビスホスホネート系薬剤服用患者カードなども安全な歯科治療を行うために大切です。さらに全身的な疾患に関して医師から渡される資料やパンフレットには、歯科治療に関する注意点が記載されている場合がありますので、そのような資料をお持ちでしたら歯科医師または歯科医院スタッフにお知らせください。

お持ちいただきたい手帳・カードの例

❶ペースメーカ手帳

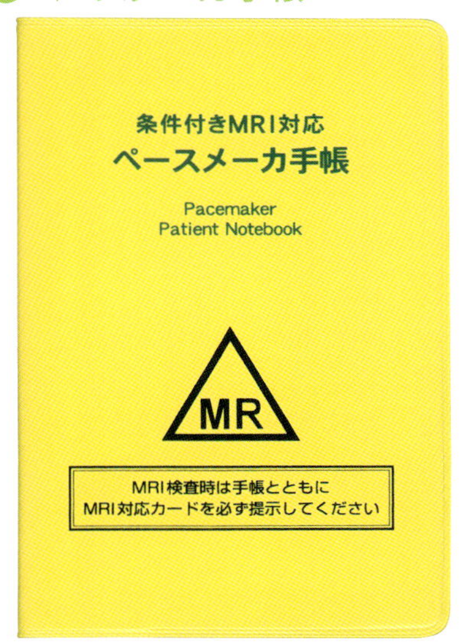

発行元：アボットメディカルジャパン株式会社

❷ペースメーカカード

日本メドトロニック株式会社
条件付きMRI対応ペースメーカカード

患者氏名：
緊急連絡先：
植込病院：
病院連絡先：　診療科名：
植込みモデル：　製造番号：　植込日：
植込みモデル：　製造番号：　植込日：
植込みモデル：　製造番号：　植込日：

重要な注意事項　APR0618
・**登録施設以外ではMRI検査はできません。**
・登録施設に関しては下記専用ウェブサイトでご確認ください。
・MRI検査の前に必ずペースメーカ管理医を受診してください。検査前にシュアスキャンモードの変更が必要です。
・MRI検査ができない場合がありますので、ペースメーカ管理医または下記専用ウェブサイトなどをご確認ください。

患者様、MRI検査に係る医療関係者の皆様
・本カードはペースメーカ本体および併用リードがメドトロニック社製条件付きMRI対応製品であることを証明するものです。常に携行し、MRI検査の指示を受けた際に必ず提示してください。
・MRI検査に関してのお問い合わせは下記専用ダイヤルにご連絡ください。

条件付きMRI対応ペースメーカに関する情報
条件付きMRI対応システム専用ウェブサイト
www.mri-surescan.com
MRIシュアスキャン専用ダイヤル
0120-001-228
受付時間：24時間
（土、日、祝日、夜間は緊急コールセンターにつながります）
MR

発行元：日本メドトロニック株式会社

❸ハイリスクカード

あなたは感染性心内膜炎（心臓の中の弁や、内膜に細菌などがつき、高熱や心不全、脳梗塞、脳出血などを起こす病気）を起こしやすい心臓病があります。

そこで、

①歯を抜いたり、歯槽膿漏の切開などをしたりする場合には適切な予防が必要となります。必ず、主治医の歯科医にそのことを伝えて、適切な予防処置を受けてください。

②歯槽膿漏や、歯の根まで進んでしまった虫歯などを放置しておくと感染性心内膜炎を引き起こしやすくなります。定期的に歯科医を受診して口腔内を診察してもらいましょう。

③口腔内を清潔に保つために、歯ブラシや歯ぐきのケアを怠らないようにし、正しく歯科医の指導を受けてください。

④感染性心内膜炎を引き起こす可能性が示唆されている手技や手術があります。手技や手術を受ける前に、実施医に感染性心内膜炎になりやすいことを伝えてください。

⑤高熱が出た場合、その熱の原因が特定できない場合や、すみやかに解熱しない場合には、安易に抗菌薬を内服してはいけません。その場合には、循環器科の主治医に相談してください。

感染性心内膜炎の予防と治療に関するガイドラインより（2008年改訂版）

❹血圧手帳

血圧手帳
循環器病予防は家庭血圧測定から

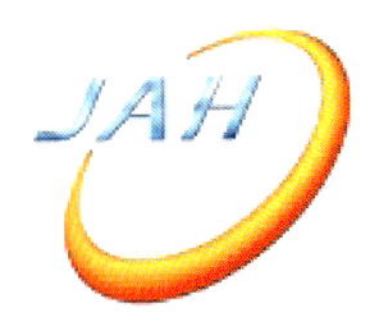

特定非営利活動法人日本高血圧協会

発行元：特定非営利活動法人日本高血圧協会

❺血圧手帳の測定記録

血圧手帳　記入のしかた

月／日		朝 血圧 mmHg	朝 脈拍 ／分	夜 血圧 mmHg	夜 脈拍 ／分	メモ
2/16	1回目	164／95	80	149／93	80	飲酒
	2回目	142／90	85	140／93	87	
2/17	1回目	158／92	81	146／93	82	
	2回目	156／90	82	141／90	80	
2/18	1回目	160／100	88	148／96	87	くすり開始
	2回目	158／96	86	130／93	83	
2/19	1回目	153／98	86	142／100	90	
	2回目	150／96	85	132／94	87	
2/20	1回目	145／89	83	142／88	89	旅行
	2回目	142／91	82	138／87	87	
2/21	1回目	133／88	82	139／94	80	旅行
	2回目	129／90	82	126／86	81	
2/22	1回目	140／94	87	137／91	84	体重 60.8 kg
	2回目	138／91	85	135／88	83	
		朝の平均血圧 148／93		夜の平均血圧 139／92		

発行元：特定非営利活動法人日本高血圧協会

❻ワーファリン手帳

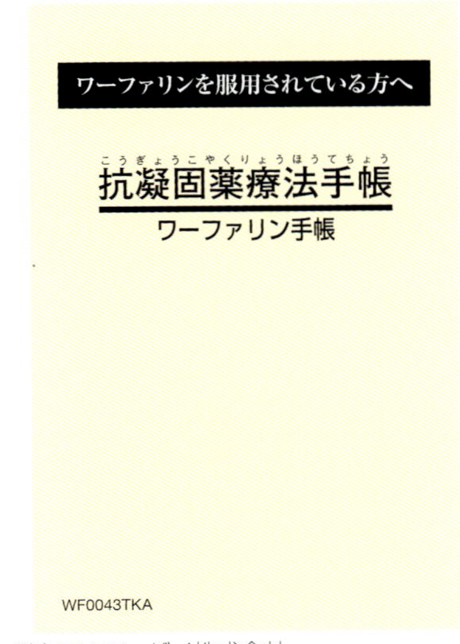

発行元：エーザイ株式会社
https://medical.cat.eisai.jp/useful/prescribe/pdf/WF0043.pdfより

お持ちいただきたい手帳・カードの例

⑦糖尿病連携手帳

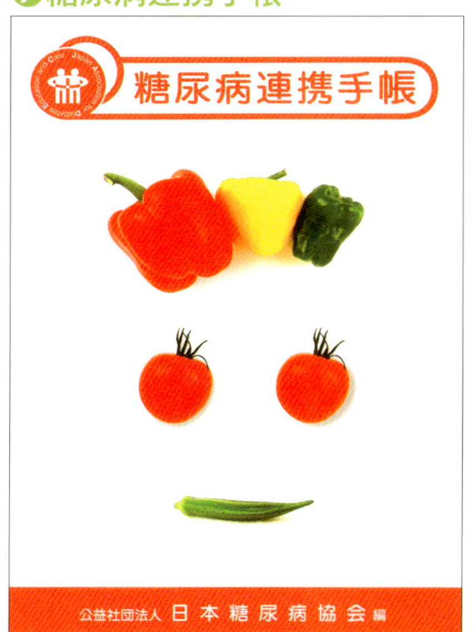

発行元：公益社団法人 日本糖尿病協会

⑧喘息日誌

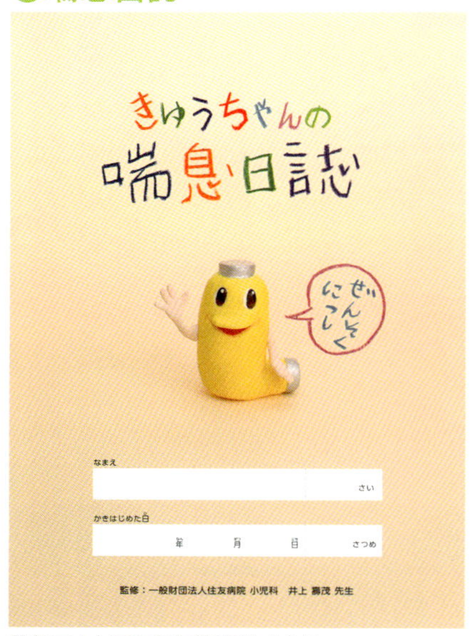

発行元：大日本住友製薬株式会社

⑨解熱鎮痛薬過敏喘息カード

解熱鎮痛薬過敏喘息カード

■私はほとんどの解熱鎮痛薬で強い喘息発作がおきます。
つきましては以下の点にご留意お願いいたします。
■氏名：＿＿＿＿＿＿ 診察券番号：＿＿＿＿＿＿
■禁忌薬：酸性解熱鎮痛薬全て
・ピリン、非ピリンに関わらず禁忌！
・内服薬、座薬、貼付薬、塗り薬など製剤を問わず禁忌！
■疼痛時は塩基性鎮痛薬（ソランタールなど）やソセゴンで対処を。
■発熱時は氷などで冷やすしか方法はありません。
■局所麻酔薬で発作がでやすいため、麻酔時は前もってご相談ください。

解熱鎮痛薬過敏喘息カード

NSAID以外の禁忌薬（ 有 ：＿＿＿＿＿＿ 無 ）
喘息発作時は以下の対応でお願いいたします。
静注用ステロイド薬の急速静注は危険です。1時間以上かけて点滴投与してください。ただし、内服ステロイドは安全に使用できます。
抗生剤なども一般の喘息の方と同様に使用可能です。
■小発作時：吸入＝生食2ml＋ベネトリン0.5ml、下記点滴も考慮。
■中発作時：上記吸入と点滴＝ソリタT3（200ml）＋ネオフィリン1A＋リンデロンまたはデカドロン2－6mg。酸素吸入とボスミン使用も考慮。
■大発作時：酸素吸入とボスミン（ ml）皮下注と上記点滴

独立行政法人国立病院機構相模原病院アレルギー科
〒228－8522 相模原市桜台18－1
TEL 042－742－8311
主治医名：＿＿＿＿＿＿

発行元：独立行政法人国立病院機構相模原病院臨床研究センター
https://www.hosp.go.jp/~sagami/rinken/crc/nsaids/condition01/card.htmlより

⑩ビスホスホネート系薬剤服用患者カード

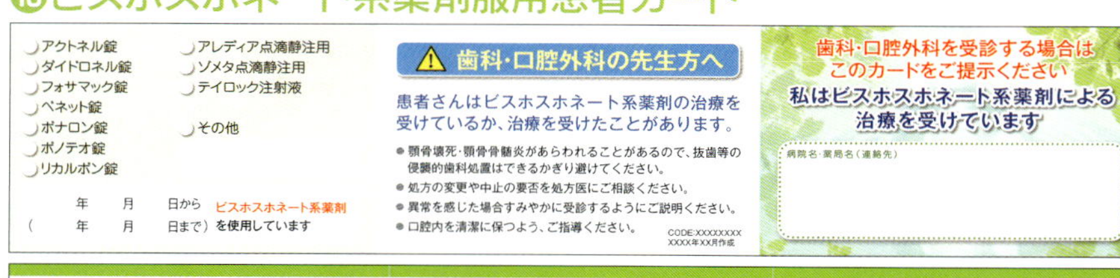

これからこの薬剤で治療される患者さんへ

- 医師、歯科医師と相談の上、できるかぎり抜歯などの歯科治療は、この薬剤の治療を始める前に済ませてください。

この薬剤で治療中の患者さんへ

- ブラッシングなどで口腔内を清潔に保ってください。
- 定期的な歯科検査を受けてください。
- 抜歯などの治療はできるかぎり避けるようにしてください。

- 下記の症状があらわれた場合は、医師、歯科医師、薬剤師などにご相談ください。
  - あごの痛み
  - 歯のゆるみ
  - 歯ぐきの腫れ など

一般社団法人日本病院薬剤師会 http://www.jshp.or.jp/cont/12/0118-3.pdfより

⑪ビスホスホネート系薬剤服用患者カード

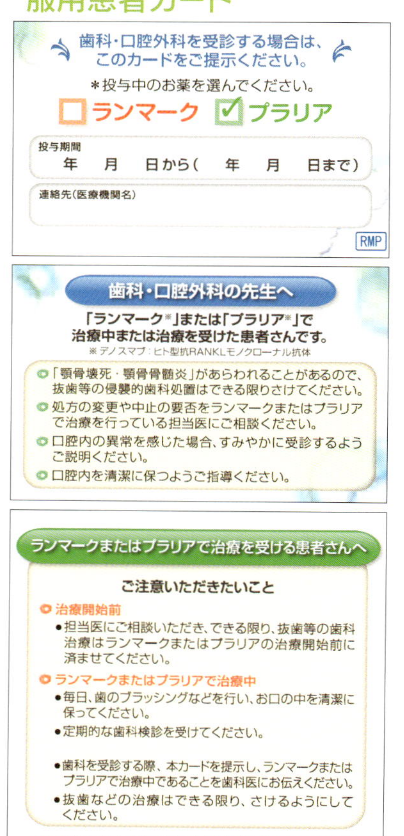

歯科・口腔外科を受診する場合は、このカードをご提示ください。
＊投与中のお薬を選んでください。
□ランマーク ☑プラリア
投与期間
年 月 日から（ 年 月 日まで）
連絡先（医療機関名）
RMP

歯科・口腔外科の先生へ

「ランマーク※」または「プラリア※」で治療中または治療を受けた患者さんです。
※デノスマブ：ヒト型抗RANKLモノクローナル抗体

- 「顎骨壊死・顎骨骨髄炎」があらわれることがあるので、抜歯等の侵襲的歯科処置はできる限りさけてください。
- 処方の変更や中止の要否をランマークまたはプラリアで治療を行っている担当医にご相談ください。
- 口腔内の異常を感じた場合、すみやかに受診するようご説明ください。
- 口腔内を清潔に保つようご指導ください。

ランマークまたはプラリアで治療を受ける患者さんへ

ご注意いただきたいこと

治療開始前
- 担当医にご相談いただき、できる限り、抜歯等の歯科治療はランマークまたはプラリアの治療開始前に済ませてください。

ランマークまたはプラリアで治療中
- 毎日、歯のブラッシングなどを行い、お口の中を清潔に保ってください。
- 定期的な歯科検診を受けてください。
- 歯科を受診する際、本カードを提示し、ランマークまたはプラリアで治療中であることを歯科医にお伝えください。
- 抜歯などの治療はできる限り、さけるようにしてください。

ランマークまたはプラリアで治療中または治療後、以下の症状があらわれた場合は、担当医、歯科医にご相談ください。
☑あごの痛み
☑歯ぐきの痛み、はれ
☑歯のぐらつき など

発行元：第一三共株式会社

⑫てんかん患者用緊急カード

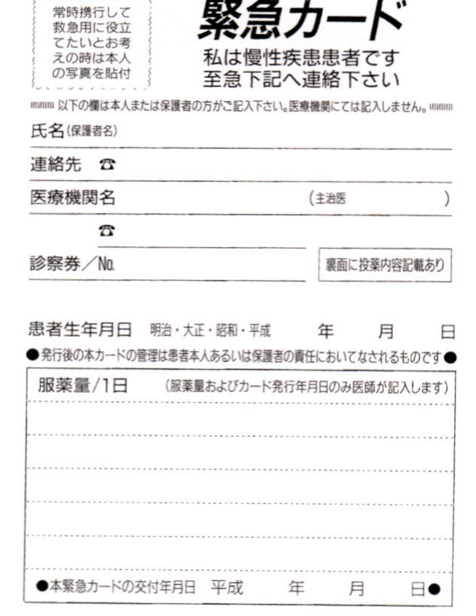

常時携行して救急用に役立てたいとお考えの時は本人の写真を貼付

緊急カード

私は慢性疾患患者です
至急下記へ連絡下さい

以下の欄は本人または保護者の方がご記入下さい。医療機関にては記入しません。

氏名（保護者名）
連絡先 ☎
医療機関名 （主治医 ）
☎
診察券／No. 裏面に投薬内容記載あり

患者生年月日 明治・大正・昭和・平成 年 月 日
●発行後の本カードの管理は患者本人あるいは保護者の責任においてなされるものです●

服薬量／1日 （服薬量およびカード発行年月日のみ医師が記入します）

●本緊急カードの交付年月日 平成 年 月 日●

発行元：日本てんかん協会

⑬母子健康手帳

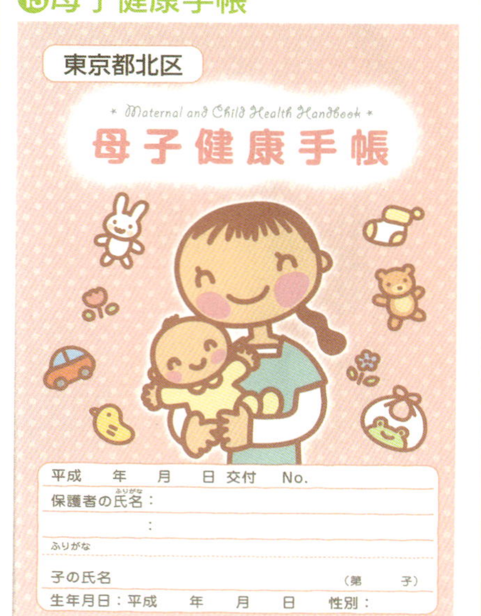

PART 2

こんなお薬、飲んでいませんか？

―歯科医院でチェックしたいお薬と持病のこと―

本パートは、歯科医師や歯科衛生士が、患者さんの服薬状況や持病についてお話をうかがう際に用いるためのものです。患者さんから情報を得やすいよう、疾患別・薬剤写真や、聞いておきたいこと、患者さんにお伝えしたい注意点などについて記載しております。薬剤写真や記載内容は、主なものを掲載しており、患者さんによってはここに挙げていないものもありますので、ご注意ください。

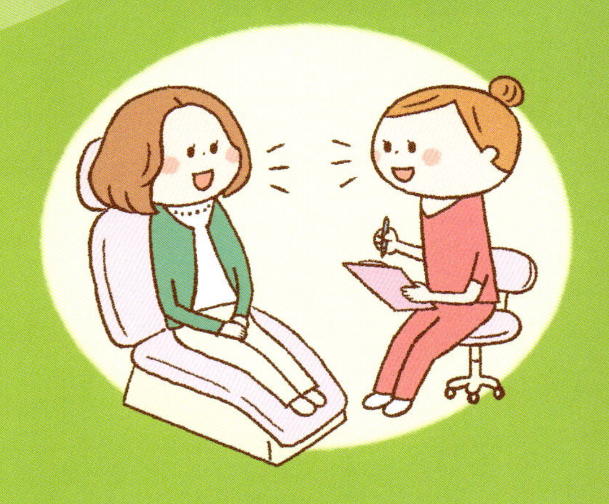

狭心症・心筋梗塞がある患者さん

狭心症（きょうしんしょう）
心筋梗塞（しんきんこうそく）

がある患者さん

星島　宏／埼玉医科大学医学部臨床医学部門麻酔科

心臓に栄養や酸素を供給する血管（冠動脈）の病気により、心臓の筋肉（心筋）に酸素が十分にいきわたらなくなった疾患を「虚血性心疾患」と呼びます。虚血性心疾患には、冠動脈が完全に閉塞し心筋が壊死に至る「心筋梗塞」と、一過性の心筋虚血が起こる「狭心症」があります。症状として、狭心症では「急激に起こる2～3分の前胸部重圧感」があります。一方、心筋梗塞では胸痛が激しく、30分以上持続します。ニトログリセリンの舌下投与は、狭心症には有効ですが、心筋梗塞に対しては効果はありません。虚血性心疾患は、高血圧症や糖尿病、肥満、喫煙などが発症リスクとして考えられています。

なお歯科治療は、狭心症では発作後1ヵ月、心筋梗塞では発作後6ヵ月は応急処置のみでの対応になります。

服用薬Check Point
抗血小板薬や抗凝固薬は、血を固まりにくくする薬です。特に抜歯や歯ぐきの切除、嚢胞摘出などの歯科治療の場合には、主治医と相談のうえ、休薬していただくことがあります。

こんなお薬、飲んでいませんか？

血を固まりにくくする薬　抗血小板薬

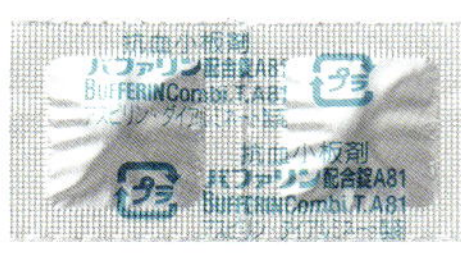

バファリン配合錠A81（アスピリン）

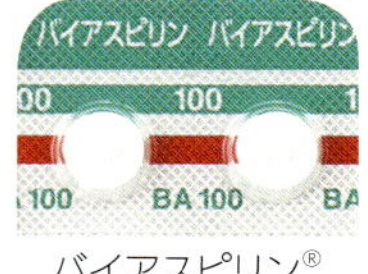

バイアスピリン®（アスピリン）

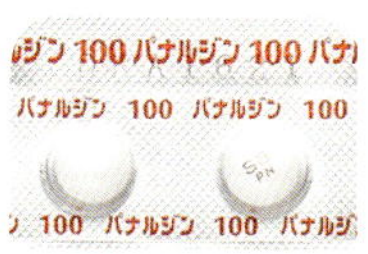

パナルジン®（チクロピジン塩酸塩）

プラビックス®（クロピドグレル硫酸塩）

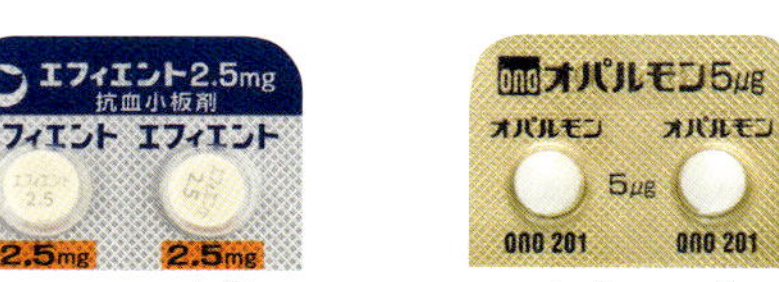

エフィエント®（プラスグレル塩酸塩）

オパルモン®（リマプロスト アルファデクス）

血を固まりにくくする薬　抗凝固薬

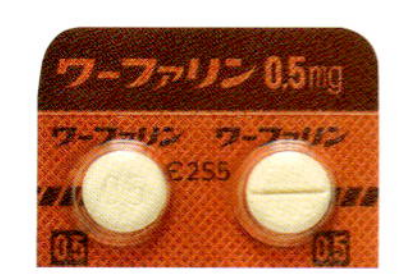

ワーファリン（ワルファリンカリウム）

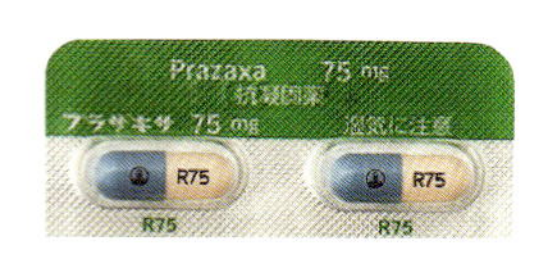

プラザキサ®（ダビガトランエテキシラートメタンスルホン酸塩）

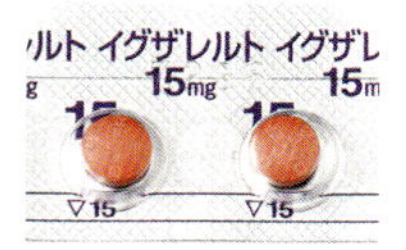

イグザレルト®（リバーロキサバン）

エリキュース®（アピキサバン）

心臓の働きを抑えて血圧を下げる薬　β遮断薬

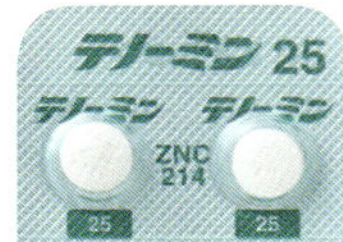

テノーミン®（アテノロール）

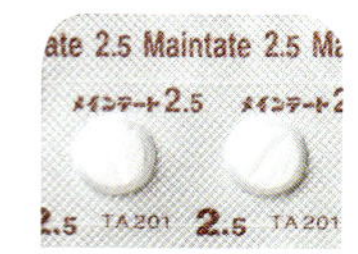

メインテート®（ビソプロロールフマル酸塩）

血管を広げる薬

硝酸薬

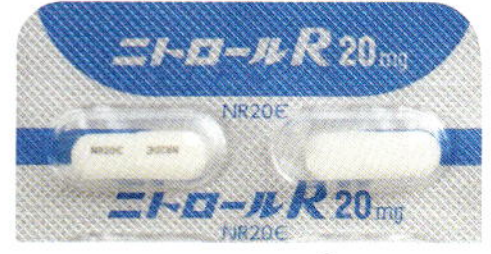

ニトロール®R（硝酸イソソルビド）

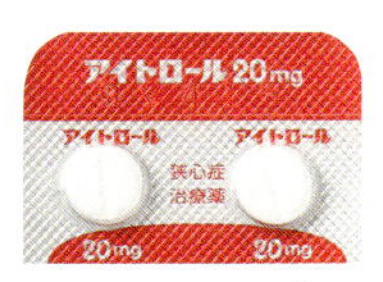

アイトロール®（一硝酸イソソルビド）

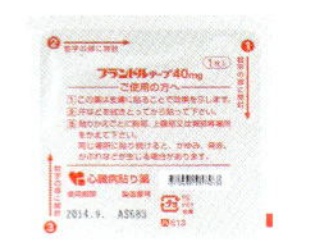
フランドル®テープ（硝酸イソソルビド）

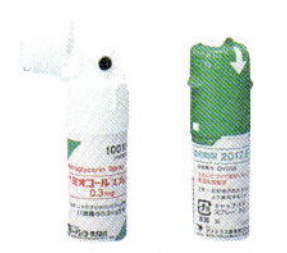
ミオコール®スプレー（ニトログリセリン）

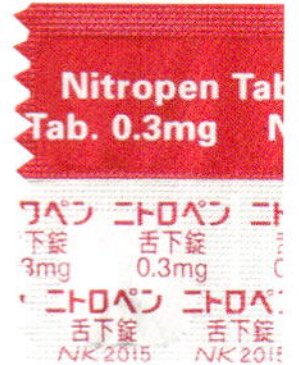

ニトロペン®（ニトログリセリン）

硝酸エステル作用、カリウムATPチャネル開口作用

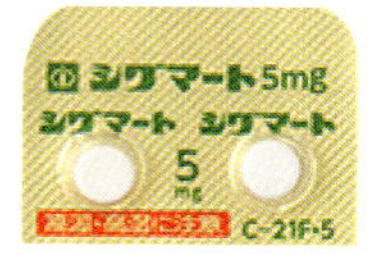

シグマート®（ニコランジル）

血管を広げて血圧を下げる薬

カルシウム拮抗薬

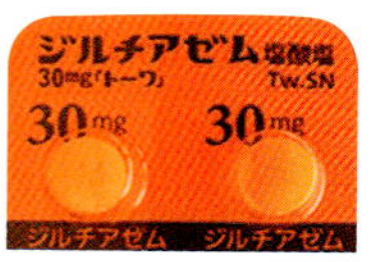

ジルチアゼム塩酸塩（ジルチアゼム塩酸塩）

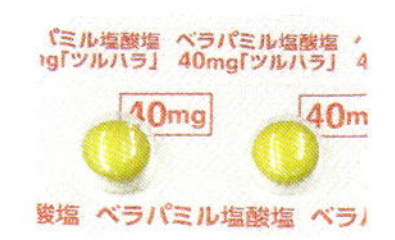

ベラパミル塩酸塩（ベラパミル塩酸塩）

注：写真の薬は、患者さんが用いる主な薬です。患者さんによって当てはまらない場合があります。

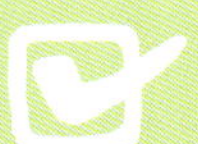

症状や治療などについて教えてください。

- □ 診断名は「狭心症」と「心筋梗塞」のどちらですか？
- □ いつ「狭心症」または「心筋梗塞」と診断されましたか？（　歳　ヵ月）
- □ どんなときに発作が起こりましたか？（安静時、労作時、早朝、日中、夜間など）
- □ 最近も発作は起きましたか？（　月　日）
- □ 最近、心臓の検査をしましたか？（心電図、心臓エコー検査、ホルター心電図、採血データなど）
- □ 狭心症、心筋梗塞に対する手術を受けたことはありますか？（心臓のステント治療、心臓血管バイパス術）
- □ 疲れやすいですか？
- □ 最近、手足や顔などはむくみやすいですか？
- □ どんな薬を服用していますか？

患者さんにお伝えしたいこと・お願いしたいこと

① 歯科治療により心臓発作が起こることがあります。

歯科診療室での歯科治療は、比較的短時間で大出血しないことなどから侵襲が小さいと考えられていますが、しかし循環器疾患の患者さんでは痛みや不安・緊張によって交感神経が緊張すると、心拍数や血圧が変動しやすく、心機能を悪化させる可能性があります。ただ、虚血性心疾患があっても、糖尿病患者さんや高齢者では胸痛をともなわず、心機能の悪化を把握しづらい場合があります。歯科医院では、できるだけ緊張させないように努めると同時に、心電図やパルスオキシメータ、血圧計などのモニターを装着して再発に対応します。これらのモニターは、痛みなどの侵襲もありません。

心不全の重症度分類（NYHA）**（表１）**の２度の患者さんでは、局所麻酔薬に含まれるアドレナリンの使用が40μgまでは安全と言われています。

体調が良くないときは、できるだけ歯科治療を避けた方がよいでしょう。また、ニトログリセリン（ニトロペン®など）などの薬は必ずご持参ください。

② 心臓の検査結果をご持参ください。

歯科診療では心疾患を悪化させることなく、偶発症を回避するため心機能の評価が重要です。心臓機能の定期検査データ（心電図、心臓エコー検査、ホルター心電図、採血データなど）をご持参ください。

また循環機能の予備力を評価する「NYHAの分類」などがしばしば用いられ、問診などから状態を把握することがあります**（表１）**。

表１　心不全の重症度分類（NYHA）

	分類
１度	**心疾患はあるが、身体活動制限の必要はない** 日常の生活活動で、疲労、動悸、息切れ、狭心症などの症状は起こらない。
２度	**軽度の身体活動制限を必要とする** 安静時には何も症状はないが、日常の生活活動で、疲労、動悸、息切れ、狭心症などの症状などが起こる。
３度	**中等度ないし高度の身体活動制限を必要とする** 日常生活活動を軽度に制限しても、疲労、動悸、息切れ、狭心症などの症状が起こる。
４度	**強度に身体活動を制限しても、心不全や狭心症状が起こり、安静を守らないと症状が増悪する**

③ まれに出血が止まりにくいことがあります。

血液をサラサラにする薬を服用されている方は、出血が止まりにくいかもしれません。場合によっては、抜歯などの止血困難な歯科治療ができないことがあります。どうしても抜歯が必要な患者さんでは、医科主治医（お医者さん）との相談が必要です。血栓などの合併症が生じる可能性がありますので、安易な薬の中止は行わないでください。

なお抜歯を行った場合、十分な局所止血処置が必要ですが、通常30分以内で止血されます。まれに24時間後に再び出血することもあると、報告されています。

2

不整脈（ふせいみゃく）

がある患者さん

星島　宏／埼玉医科大学医学部臨床医学部門麻酔科

「不整脈」とは脈拍のリズムが乱れた状態です。乱れた状態には、「頻脈」（脈拍が速くなる）、「除脈」（脈拍が遅くなる）、「期外収縮」（脈拍が飛ぶ）、「細動」（脈拍が触れにくくなる）があります。心臓弁膜症や虚血性心疾患が原因の場合もありますが、多くは原因不明です。

不整脈に対しては主に服用薬による治療が行われ、抗不整脈薬、抗凝固薬、抗血小板薬が用いられます。降圧薬を併用する方もおります。また、著しい除脈性不整脈の場合は、ペースメーカを植え込む治療をする方もおります。

こんなお薬、飲んでいませんか？

脈を整える薬　Naチャネル遮断薬

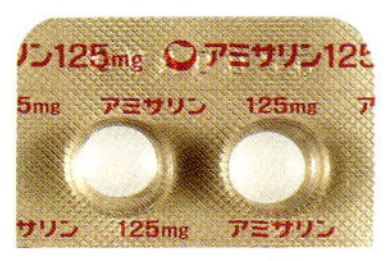

アミサリン®
（プロカインアミド塩酸塩）

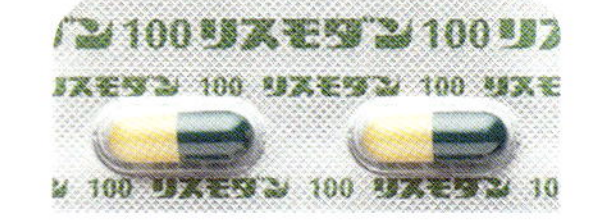

リスモダン®
（ジソピラミド）

心臓の働きを抑えて血圧を下げる薬　β遮断薬

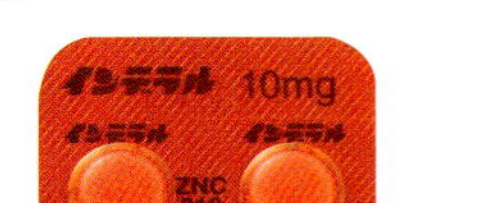

インデラル®
（プロプラノロール塩酸塩）

血管を広げる薬　αβ遮断薬

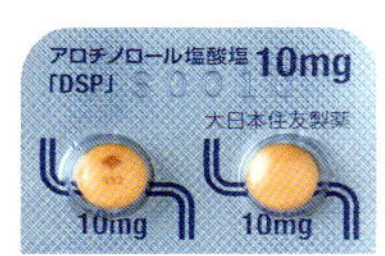

アロチノロール
（アロチノロール塩酸塩）

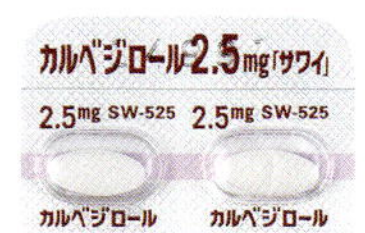

カルベジロール
（カルベジロール）

脈を整える薬　強心配糖体製剤

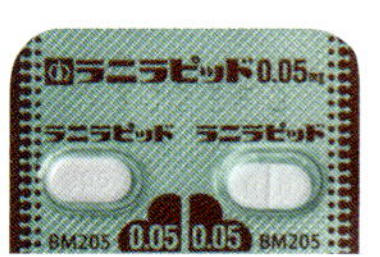

ラニラピッド®
（メチルジゴキシン）

症状や治療などについて教えてください。

- □ いつ不整脈と診断されましたか？（　　歳　　ヵ月）
- □ 不整脈の種類は何ですか？
- □ 意識を失ったことはありますか？
- □ 血液をサラサラにする薬を服用していますか？　その薬の名前はわかりますか？
- □ 最近も不整脈（動悸）を感じますか？
- □ 心臓の弁に異常はありますか？
- □ カテーテルでの治療をしたことはありますか？
- □ 心臓ペースメーカや除細動器の植え込み手術をしていますか？
- □ どんな薬を服用していますか？

注：写真の薬は、患者さんが用いる主な薬です。患者さんによって当てはまらない場合があります。

患者さんにお伝えしたいこと・お願いしたいこと

1 出血が止まりにくいことがあります。

血液をサラサラにする薬を服用されている方は、血が止まりにくいかもしれません。場合によっては、抜歯などの止血困難な歯科治療ができないことがあります。どうしても抜歯が必要な患者さんでは、医科主治医（お医者さん）との相談が必要です。血栓などの合併症が生じる可能性がありますので、安易な薬の中止は行わないでください。

なお抜歯を行った場合、十分な局所止血処置が必要ですが、通常30分以内で止血されます。まれに24時間後に再び出血することもあると、報告されています。

2 歯科治療で不整脈が誘発されることがあります。

歯科治療に使用する局所麻酔薬に含まれる血管収縮薬によって不整脈が誘発されることがあります。したがって医科主治医への確認が必要です。また心電図モニターをつける必要があります。

3 ペースメーカ、除細動器を使用している方はお申し出ください。

ペースメーカ、植え込み型除細動器を使用されている方は、歯科治療で使用する電気機器と干渉して誤作動を生じることがあるため、下記のことに注意して治療します。

①アース電極板の接続を確実に行う
②アース電極板をペースメーカからできるだけ離す
③電気機器の線が、ペースメーカ本体やカテーテル電極を横切らないようにする

なお、最近の電気メスは改良されており、上記の注意を守ればペースメーカへの影響は少ないですが、短時間の使用にとどめることが望ましいとされています。

4 ペースメーカ手帳をご持参ください。

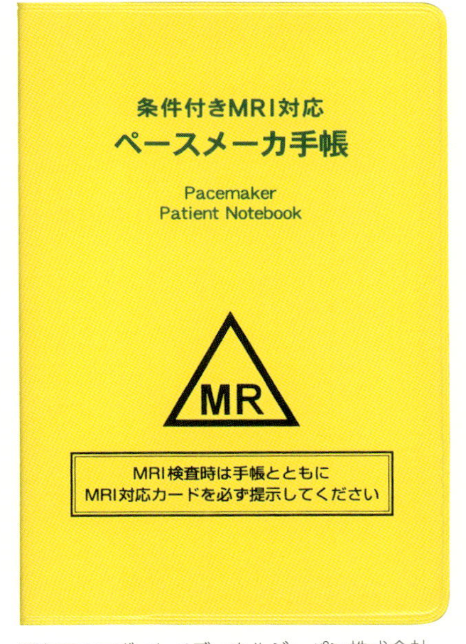

発行元：アボットメディカルジャパン株式会社

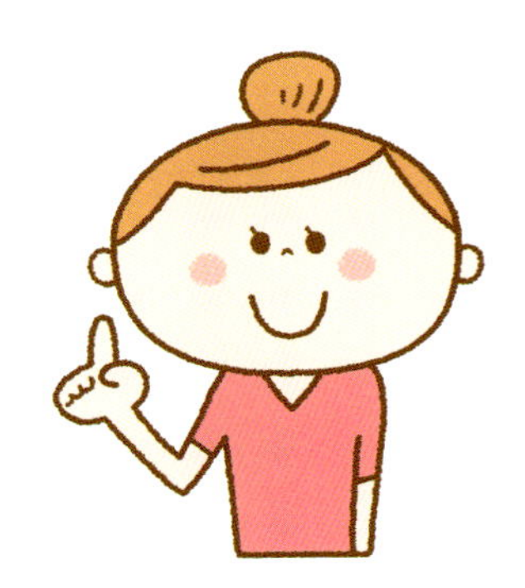

生まれつきの心臓(しんぞう)の病気がある患者さん

守安克也／鶴見大学歯学部小児歯科学講座

生まれつきの心臓の病気を「先天性心疾患」と言います。生まれつき心臓や血管の形が正常とは違う構造の病気です。先天性心疾患は、主なものでも40～50種類あります。また、何の治療も必要ないものや自然に治癒するものから、すぐに手術が必要なものまでさまざまです。

先天性心疾患の主な症状は、チアノーゼと心不全です。「チアノーゼ」とは血液中の酸素量が少なくなり、顔色や全身の色が悪く、特に唇、指先が青紫色になる状態を言います。「心不全」は心臓から血液を送り出すパワーが弱くなって、十分な血液を送り出すことができないことを言います。代表的な症状は動悸や息切れ、呼吸困難などです。

Point
先天性心疾患の病態や治療内容によっては、歯科治療により重篤な合併症を引き起こすことがあります。心疾患の状態、診断名や受けた治療についてくわしくお聞かせください。

こんなお薬、飲んでいませんか？

非チアノーゼ性心疾患

- □ 心室中隔欠損症
- □ 心房中隔欠損症
- □ 房室中隔欠損症
- □ 動脈管開存症

Point
日常生活に問題ありません。通常の歯科治療が可能です。ただし、感染性心内膜炎のリスクがあります。

チアノーゼ性心疾患

- □ ファロー四徴症
- □ 完全大動脈転位症
- □ 両大血管右室起始症
- □ 総肺静脈還流異常症
- □ 単心室症
- □ 三尖弁閉鎖症

など

Point
歯科診療時には、パルスオキシメータによる測定を行います。血液の酸素供給が正常に行われていない場合には、酸素の吸入を行い、低酸素状態を悪化させないようにします。また、感染性心内膜炎のリスクが高いです。

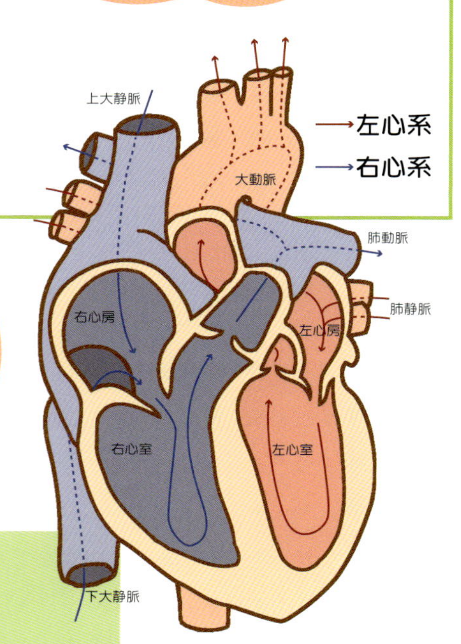

正常な血液の流れ

症状や治療などについて教えてください。

- □ 動悸、息切れはありますか？
- □ チアノーゼがみられることはありますか？
- □ 運動制限はありますか？
- □ 太鼓ばち状指や蹲踞（そんきょ）の姿勢（運動時にしゃがみこむ）がみられることはありますか？
- □ 不整脈はありますか？
- □ 過去に心臓の手術を受けたことはありますか？　あるいは受ける予定はありますか？
- □ 心臓ペースメーカや除細動器の植え込み手術をしていますか？
- □ どんな薬を服用していますか？
- □ 血液をサラサラする薬を服用していますか？
- □ 感染性心内膜炎の既往はありますか？
- □ 主治医（お医者さん）から観血処置時のハイリスクカードを受け取っていますか？

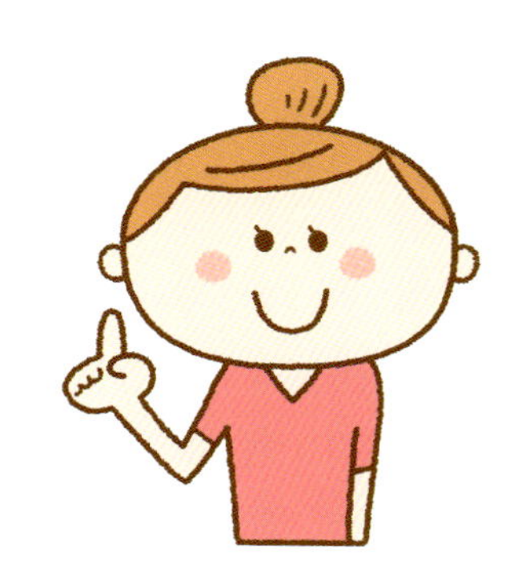

患者さんにお伝えしたいこと・お願いしたいこと

1 疾患によっては歯科治療で感染性心内膜炎を引き起こすことがあります。

先天性心疾患を有していても、日常の生活に問題がなくチアノーゼや心不全がない場合には、通常の歯科治療で問題が生じることはありません。

先天性心疾患は「非チアノーゼ性心疾患」と「チアノーゼ性心疾患」とに大きく分けられます。非チアノーゼ性心疾患の中でもっとも頻度が高いものに心室中隔欠損があります。欠損が小さければ自然閉鎖しますが、大きい場合には自然閉鎖せずに左心室の動脈血の一部が欠損孔を通って右心室に逆流しますので、抜歯などの歯科治療によって感染性心内膜炎を引き起こすことがあります。

2 出血をともなう歯科治療では、事前に主治医（循環器）に問い合わせをします。

チアノーゼ性心疾患の頻度の高いものに、ファロー四徴症があります。この疾患は酸素含有の少ない静脈血が右心室を経由して大動脈に流れるためにチアノーゼがみられ、さらに心不全をともないます。歯科治療時に低酸素状態を悪化させない配慮が必要となります。感染性心内膜炎のリスクも高くなり、歯科治療において出血をともなう歯科治療を行う際には、事前に主治医（循環器）に問い合わせを行います。

3 ハイリスクカードをご持参ください。

通常、血液中に細菌が侵入しても時間とともに消失してしまいますが、先天性心疾患を有している人は、心臓の内側の膜（心内膜）または弁膜に付着、増殖して感染巣を形成して、感染性心内膜炎を発症します。血液中に細菌が侵入する状態には、抜歯などの歯科治療が含まれます。この感染性心内膜炎のリスクが高い人は、循環器の主治医（お医者さん）より右のようなハイリスクカードが出されています。歯科医院を受診した際には、必ず歯科医師に提示してください。

ハイリスクカード
感染性心内膜炎の予防と治療に関するガイドラインより（2008年改訂版）

あなたは感染性心内膜炎（心臓の中の弁や、内膜に細菌などがつき、高熱や心不全、脳梗塞、脳出血などを起こす病気）を起こしやすい心臓病があります。

そこで、

①歯を抜いたり、歯槽膿漏の切開などをしたりする場合には適切な予防が必要となります。必ず、主治医の歯科医にそのことを伝えて、適切な予防処置を受けてください。

②歯槽膿漏や、歯の根まで進んでしまった虫歯などを放置しておくと感染性心内膜炎を引き起こしやすくなります。定期的に歯科医を受診して口腔内を診察してもらいましょう。

③口腔内を清潔に保つために、歯ブラシや歯ぐきのケアを怠らないようにし、正しく歯科医の指導を受けてください。

④感染性心内膜炎を引き起こす可能性が示唆されている手技や手術があります。手技や手術を受ける前に、実施医に感染性心内膜炎になりやすいことを伝えてください。

⑤高熱が出た場合、その熱の原因が特定できない場合や、すみやかに解熱しない場合には、安易に抗菌薬を内服してはいけません。その場合には、循環器科の主治医に相談してください。

4 感染性心内膜炎予防のために、歯科治療前に抗菌薬（抗生物質）を服用してもらいます。

先天性心疾患では、出血をともなう歯科治療による菌血症によって感染性心内膜炎を引き起こすことがあります。感染性心内膜炎の発症は、必ずしも重篤な心疾患のある患者さんばかりでなく、治療の必要のない軽微な心疾患でも起こりえます。先天性心疾患の症状が確認されましたら、主治医（お医者さん）の確認とともに、必要に応じて感染性心内膜炎を予防するために、歯科治療前に抗菌薬（抗生物質）を服用してもらいます。

抗菌薬（抗生物質）服用が必要になる歯科治療

- □ 抜歯
- □ 歯周外科治療
- □ スケーリング・ルートプレーニング
- □ インプラント治療
- □ 歯の移植
- □ 根端切除術
- □ 根尖孔外の歯内治療
- □ 骨膜下局所麻酔

脳梗塞（のうこうそく）がある患者さん

星島　宏／埼玉医科大学医学部臨床医学部門麻酔科

「脳梗塞」とは「脳血管障害」の１つで、脳の血管が細くなったり、血管に血の塊が詰まったりして、脳に酸素や栄養が送られなくなるために、脳の細胞が死んでしまう状態を指します。高血圧症、不整脈、糖尿病、高脂血症、大量の飲酒、喫煙、運動不足、肥満などが危険因子とされています。
再発予防のために主に抗血小板薬が使われ、抗凝固薬を併用されている方もおります。

服用薬Check Point
抗血小板薬や抗凝固薬は血を止まりにくくする薬です。特に抜歯や歯ぐきの切除、嚢胞摘出などの歯科治療の場合には、主治医と相談のうえ休薬していただくことがあります。

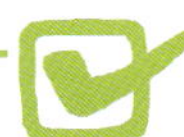

こんなお薬、飲んでいませんか？

血を固まりにくくする薬　抗血小板薬

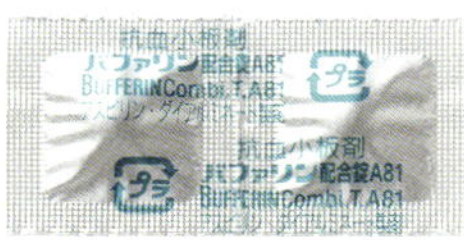

バファリン配合錠A81
（アスピリン）

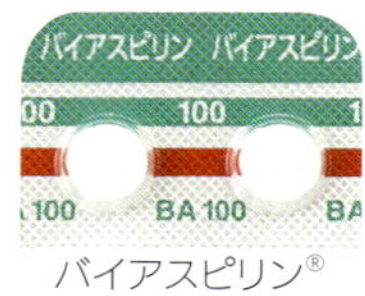

バイアスピリン®
（アスピリン）

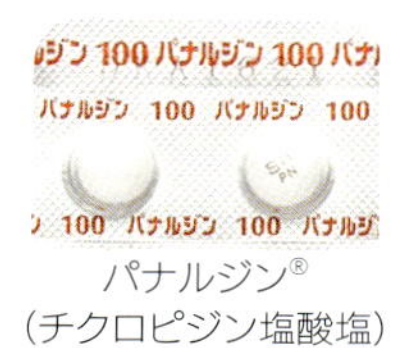

パナルジン®
（チクロピジン塩酸塩）

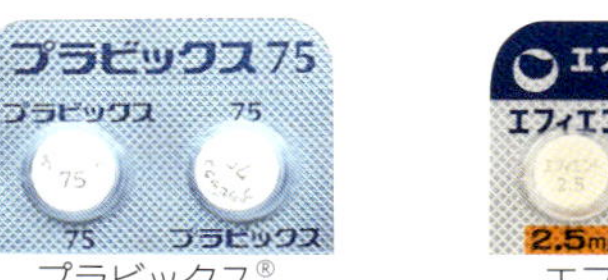

プラビックス®
（クロピドグレル硫酸塩）

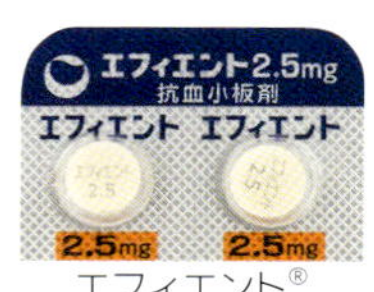

エフィエント®
（プラスグレル塩酸塩）

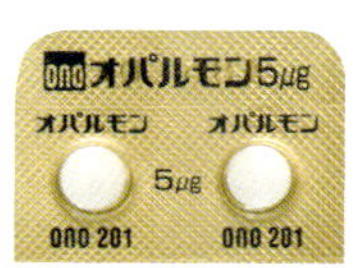

オパルモン®
（リマプロスト
アルファデクス）

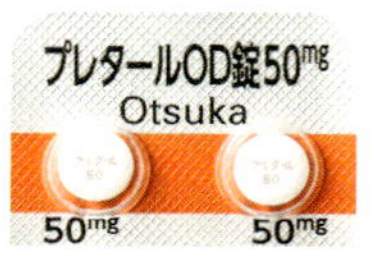

プレタール®
（シロスタゾール）

血を固まりにくくする薬　抗凝固薬

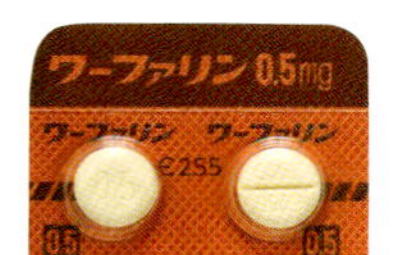

ワーファリン
（ワルファリンカリウム）

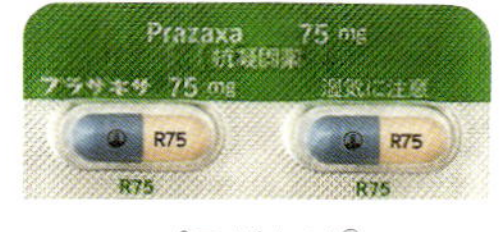

プラザキサ®
（ダビガトランエテキシラート
メタンスルホン酸塩）

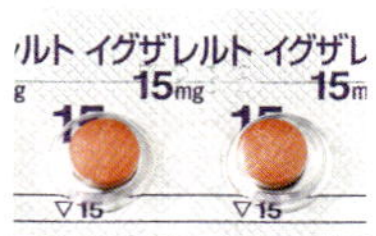

イグザレルト®
（リバーロキサバン）

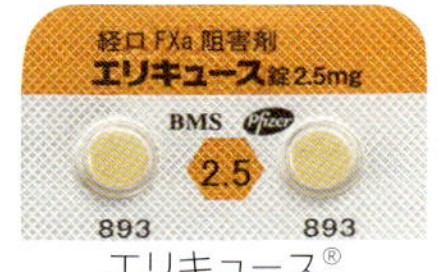

エリキュース®
（アピキサバン）

症状や治療などについて教えてください。

- □ いつ脳梗塞になりましたか？（　　歳　　ヵ月）
- □ なぜ脳梗塞になったのですか？（心房細動［心臓弁疾患］、動脈硬化を含む脳血管狭窄など）
- □ ラクナ梗塞という病名ですか？
- □ 次のような後遺症は残っていますか？
  - □ 麻痺はありますか？　麻痺が残っているなら、どこに、どの程度残っていますか？
  - □ 誤嚥はありますか？　誤って気管に食物が入ることはありますか？
  - □ 認知障害はありますか？
  - □ 言語障害はありますか？
- □ どんな薬を服用していますか？

注：写真の薬は、患者さんが用いる主な薬です。患者さんによって当てはまらない場合があります。

患者さんにお伝えしたいこと・お願いしたいこと

1 まれに出血が止まりにくいことがあります。

血液をサラサラにする薬を服用されている方は、出血が止まりにくいかもしれません。場合によっては、抜歯などの止血困難な歯科治療ができないことがあります。どうしても抜歯が必要な患者さんでは、医科主治医（お医者さん）との相談が必要です。血栓などの合併症が生じる可能性がありますので、安易な薬の中止は行わないでください。

なお抜歯を行った場合、十分な局所止血処置が必要ですが、通常30分以内で止血されます。まれに24時間後に再び出血することもあると、報告されています。

2 歯科治療により脳梗塞を起こすことがあります。

歯科治療によるストレス、また、局所麻酔薬に使用されている血管収縮薬の影響で脳血管が収縮し、脳梗塞の発生するリスクはゼロではありません。患者さんによっては精神鎮静法を用いてストレスを軽減したり、心電図や血圧のモニターを装着して脳梗塞再発に対応します。

3 むせにより歯科治療が困難な場合があります。

歯科治療中には、口の中に水を出して処置をする場合があります。脳梗塞後の後遺症で、むせやすい患者さんや誤嚥の強い患者さんでは、このような処置が難しくなり、治療が制限されることがあります。時間をかけて愛護的に歯科治療を行います。

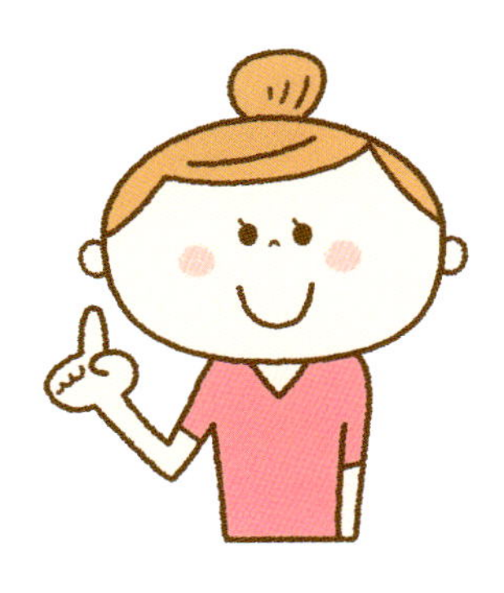

5

脳出血（のうしゅっけつ）・高血圧（こうけつあつ）がある患者さん

星島　宏／埼玉医科大学医学部臨床医学部門麻酔科

脳の発作、いわゆる「脳卒中」は、血管が詰まるタイプの「脳梗塞」と、血管が破けて出血するタイプの「脳出血（以前は脳溢血と呼んでいました）」の 2 つに大別できます。かつて日本では脳卒中といえば脳出血を指すほど脳出血が多数を占めていましたが、徐々に減ってきて今では脳梗塞の方が多くなっています。脳出血が減ったのは、高血圧の治療が普及したおかげです。高血圧は血管の壁に強い圧力がかかっている状態なので、当然、血管が破れやすくなるのです。脳出血は高血圧によるものがもっとも多いですが、脳動脈瘤の破裂や外傷性によるものもあります

服用薬Check Point
歯科治療のストレスにより、
血圧が高くなることもあります。
主治医（お医者さん）の指示がないかぎり、
降圧薬などの常用薬は、来院当日も
きちんと服用してきてください。

こんなお薬、飲んでいませんか？

血管を広げて血圧を下げる薬
カルシウム拮抗薬

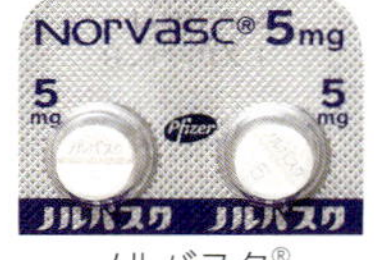

ノルバスク®
（アムロジピンベシル酸塩）

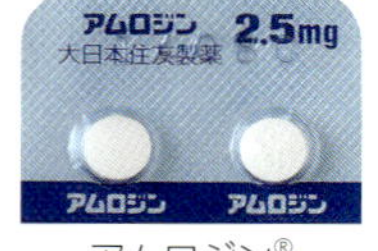

アムロジン®
（アムロジピンベシル酸塩）

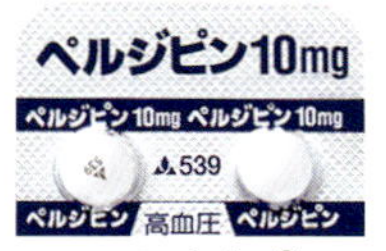

ペルジピン®
（ニカルジピン塩酸塩）

アンジオテンシンIIの働きを抑えて血圧を下げる薬
アンジオテンシンII受容体拮抗薬（ARB）

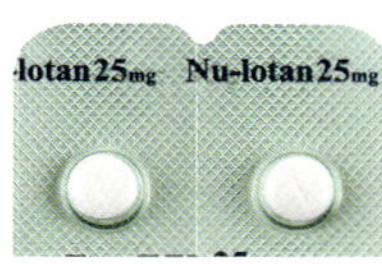

ニューロタン®
（ロサルタンカリウム）

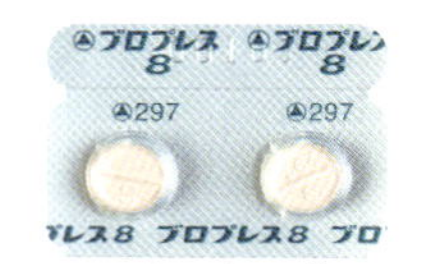

ブロプレス®
（カンデサルタンシレキセチル）

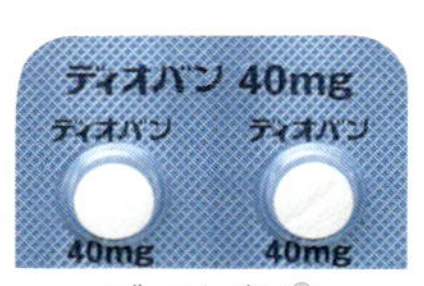

ディオバン®
（バルサルタン）

血圧を上げる物質をつくらないようにして血圧を下げる薬
アンジオテンシン変換酵素（ACE）阻害薬

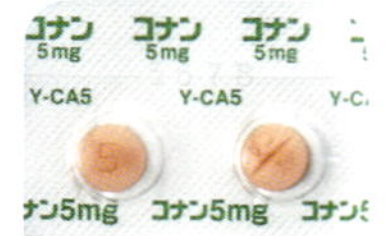

コナン®
（キナプリル塩酸塩）

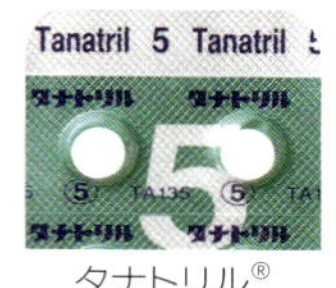

タナトリル®
（イミダプリル塩酸塩）

心臓の働きを抑えて血圧を下げる薬
β遮断薬

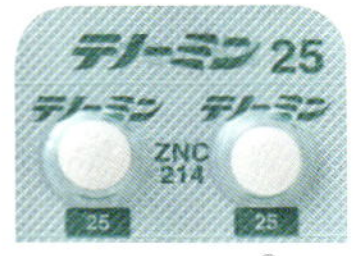

テノーミン®
（アテノロール）

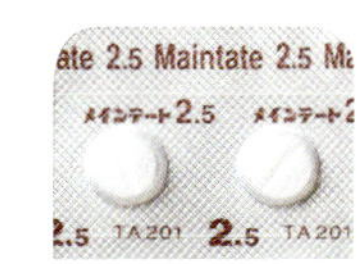

メインテート®
（ビソプロロールフマル酸塩）

血管の収縮を抑えて血圧を下げる薬
α遮断薬

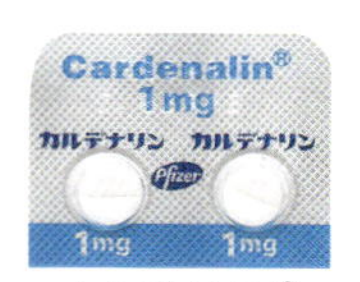

カルデナリン®
（ドキサゾシンメシル酸塩）

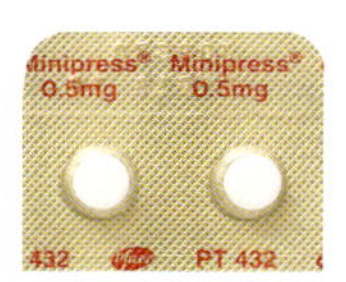

ミニプレス®
（プラゾシン塩酸塩）

塩分や水分を排泄させる薬
利尿薬

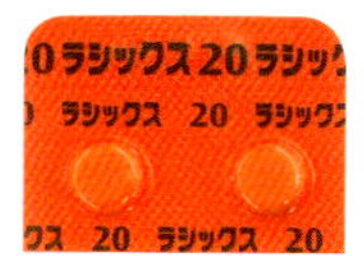

ラシックス®
（フロセミド）

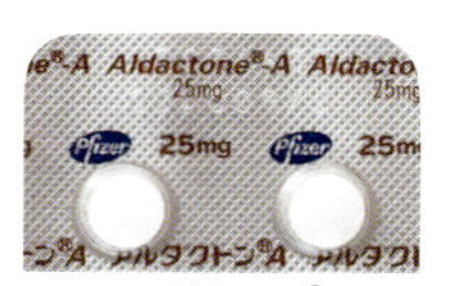

アルダクトン®A
（スピロノラクトン）

注：写真の薬は、患者さんが用いる主な薬です。患者さんによって当てはまらない場合があります。

症状や治療などについて教えてください。

□ いつ脳出血を起こしましたか？（　　歳　　ヵ月）
□ なぜ脳出血が起こったのですか？（脳動脈瘤破裂、高血圧症、事故などによる外傷性の脳出血など）
□ 現在、脳動脈瘤はありますか？
□ 次のような後遺症は残っていますか？
　□ 麻痺はありますか？　麻痺が残っているなら、どこに、どの程度残っていますか？
　□ 誤嚥はありますか？　誤って気管に食物が入ることはありますか？
　□ 認知障害はありますか？
　□ 言語障害はありますか？
□ どんな薬を服用していますか？

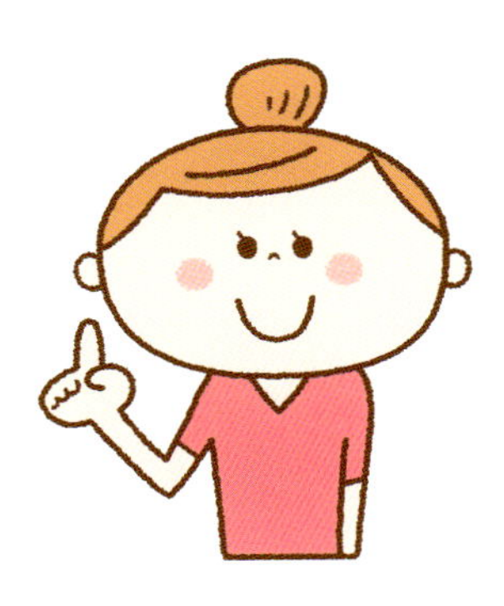

患者さんにお伝えしたいこと・お願いしたいこと

1 体調により、歯科治療ができないときがあります。

脳出血が起こった原因をきちんと治療されていない場合は、歯科治療を受けられないことがあります。たとえば、手術が必要なほどの大きな脳動脈瘤がある場合や、血圧のコントロール不良の場合です。

2 歯科治療により、脳出血を起こすことがあります。

歯科治療によるストレス、また、局所麻酔薬に使用されている血管収縮薬の影響で、脳出血が発生するリスクはゼロではありません。患者さんによっては精神鎮静法を用いてストレスを軽減したり、心電図や血圧のモニターを装着して脳出血再発に対応します。

3 むせにより、歯科治療が困難な場合があります。

歯科治療中には、口の中に水を出して処置をする場合があります。脳出血後の後遺症で、むせやすい患者さんや誤嚥の強い患者さんでは、このような処置が難しくなり、治療が制限されることがあります。時間をかけて愛護的に歯科治療を行う必要があります。

糖尿病（とうにょうびょう）がある患者さん

山口秀紀／日本大学松戸歯学部歯科麻酔学講座

日本における糖尿病人口は1,000万人を超えるとされ、年々増加傾向にあります。

「糖尿病」は慢性の高血糖状態をきたす代謝疾患で、①膵臓のβ細胞が障害されてインスリンが分泌されなくなり、絶対的にインスリン注射が必要となる「１型糖尿病」と、②遺伝的に糖尿病になりやすい人が、肥満・運動不足・ストレスなどが原因でインスリンの効果が悪くなる「２型糖尿病」に分類することができます。また、③糖尿病以外の疾患や薬剤によって発症する糖尿病や④妊娠性の糖尿病などもありますが、糖尿病全体の９割以上は２型糖尿病です。

糖尿病が長期にわたって続くと、心臓、血管、腎臓などがダメージを受けるようになります。

こんなお薬、使用していませんか？

インスリン分泌を促進し、血糖を下げる薬
スルホニル尿素薬

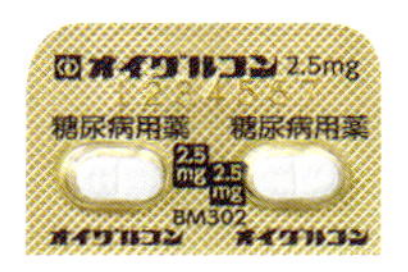

オイグルコン®
（グリベンクラミド）

インスリン分泌を促進し、食後の血糖上昇を抑える薬
グリニド薬

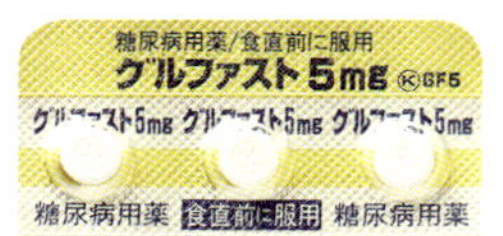

グルファスト®
（ミチグリニドカルシウム水和物）

血糖コントロールを改善する薬
DPP-4阻害薬

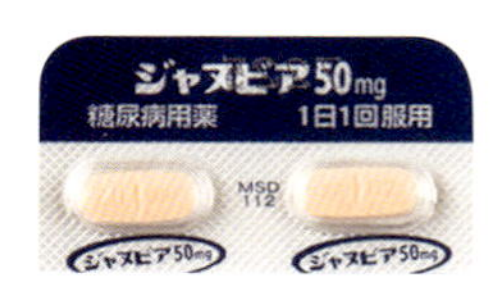

ジャヌビア®
（シタグリプチンリン酸塩水和物）

GLP-1受容体作動薬（注射薬）

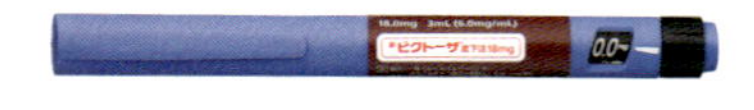

ビクトーザ®
（リラグルチド）

肝臓での糖新生を抑え、筋肉での糖の利用を促進する薬
ビグアナイド薬

グリコラン®
（メトホルミン塩酸塩）

食後の急激な血糖上昇を抑える薬
αグルコシダーゼ阻害薬

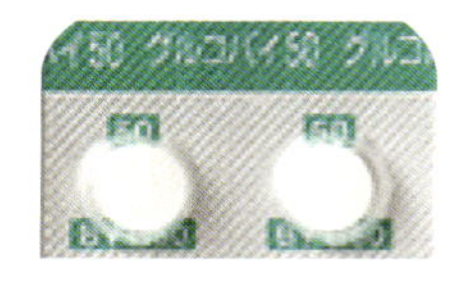

グルコバイ®
（アカルボース）

過剰な糖を尿と一緒に排出させて血糖を下げる薬
SGLT2阻害薬

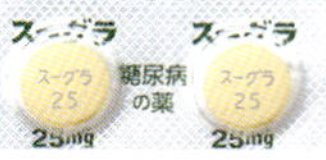

スーグラ®
（イプラグリフロジン L-プロリン）

注射により外からインスリンを補う薬
インスリン製剤（注射薬）

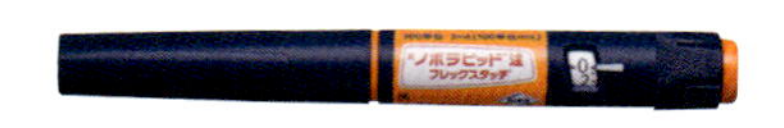

ノボラピッド®注
フレックスタッチ®
（超速効型インスリンアナログ注射液）

服用薬Check Point

インスリン注射薬や、インスリン分泌を促進させるスルホニル尿素薬、グリニド薬などは、低血糖を引き起こす可能性がある薬です。またDPP-4阻害薬や注射薬のGLP-1受容体作動薬などは、スルホニル尿素薬との併用による低血糖症状の発現に気をつける必要があります。

注：写真の薬は、患者さんが用いる主な薬です。患者さんによって当てはまらない場合があります。

症状や治療などについて教えてください。

- □ いつ糖尿病と診断されたましたか？（　　歳頃）
- □ どのような治療を受けていますか？
- □ どんな薬を服用していますか？
- □ 最近のHbA1cがわかれば教えてください。（　　　）
- □ 糖尿病のほかに血圧や心臓、腎臓などの病気はありますか？
- □ 低血糖症状を起こしたことはありますか？
  - ある→□ どんな症状でしたか？　また、どのように対処しましたか？
  - □ 最近、低血糖症状は起こっていませんか？

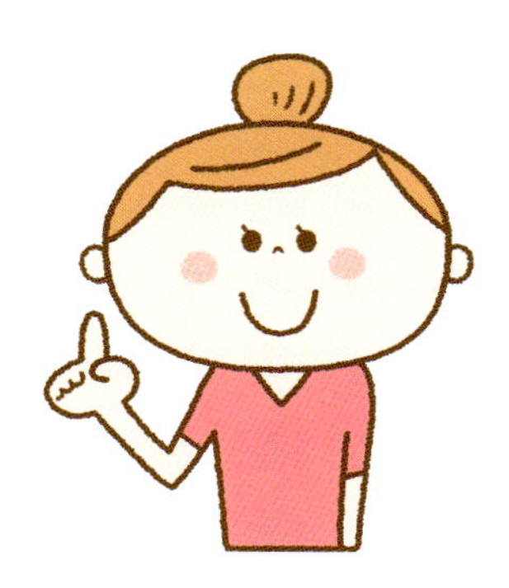

患者さんにお伝えしたいこと・お願いしたいこと

1 服用薬や注射薬をお知らせください。

お薬手帳をお持ちでしたらご持参ください。服用している薬剤によっては低血糖に注意する必要があります。また血糖降下作用を持つ薬剤の使用量・服用量や種類の変化などの情報は、それぞれの状況に適した歯科治療計画を立てるために必要です。

2 最近の血液検査結果があればご持参ください。

血糖コントロールが良好な場合は、一般に通常の歯科治療は可能ですが、コントロール状態が不良な場合は、傷口の治りが悪かったり、感染しやすくなります。コントロール状態を知るためには、血液検査での血糖値や糖化ヘモグロビンA1c（HbA1c）が目安となります。コントロール状況により治療内容が制限される場合もあります。

3 合併症があれば、お申し出ください。

罹患期間が長く、血糖値が高い期間が続くと、神経や眼の網膜、腎臓などに障害が及ぶ可能性が高くなります。また、全身の血管の動脈硬化が進み、心臓や脳血管などに障害が起こりやすくなってきます。これらは糖尿病による慢性合併症と呼ばれます。慢性合併症が多く、また重症度が高いほど、歯科治療のリスクも高くなります。糖尿病以外にも全身的な疾患があれば教えてください。くわしい状態がわからない場合は、かかりつけの医師に照会することもあります。

4 歯周病の治療が大切です。

歯周病と糖尿病は密接に関連しており、糖尿病があると歯周病が悪化しやすく、また重度の歯周病は糖尿病のコントロールに影響するとされています。適切な歯周病の治療を行うことによってインスリン抵抗性が改善することが報告されており、血糖コントロールの改善には歯周病のケアが大切です。

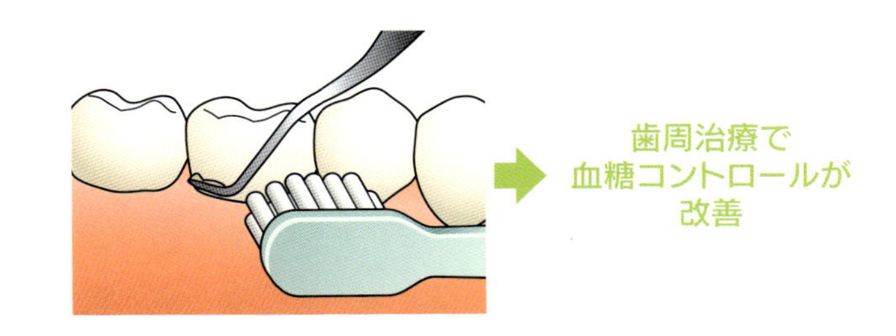

歯周治療で
血糖コントロールが
改善

⑤ 感染に注意が必要です。

血液の中には、体内にウイルスや細菌が侵入した際、それを取り囲んで食い殺す役割をもった白血球があります。血糖値が高くなると、この機能が低下してきます。また、高血糖状態では体の免疫機能も弱くなってくるため、コントロール不良な場合は、抜歯や手術の後に感染が起こりやすくなります。治療の後は、つねにお口の中を清潔に保ちましょう。必要に応じて抗菌薬(抗生物質)の服用をお願いする場合があります。

⑥ 糖尿病手帳をご持参ください。

かかりつけの医師や糖尿病団体などから配布されている糖尿病手帳や自己管理ノートをお持ちの場合は、ご持参ください。

検査結果

1日の食事指示内容	総エネルギー量： kcal/日 炭水化物： g 蛋白質量： g/kg標準体重 食塩相当量： g未満			
検査日	7/13	8/24	9/28	10/19
施設（P13の記号を記入する）				
体重(kg)	74.3	75.1	76.0	76.3
血圧(mmHg)	136/70	142/76	148/72	150/70
血糖値 空腹時				
血糖値 食後	149（3h）	185（2h）	208（2h）	261（2h）
HbA1c(NGSP)	7.1	7.5	7.7	8.0
LDL/HDLコレステロール	/	/	/	/
中性脂肪	214	263	242	315
AST/ALT	/	/	/	/
アミラーゼ/乳酸	/	/	/	/

検査結果が記載された糖尿病連携手帳。

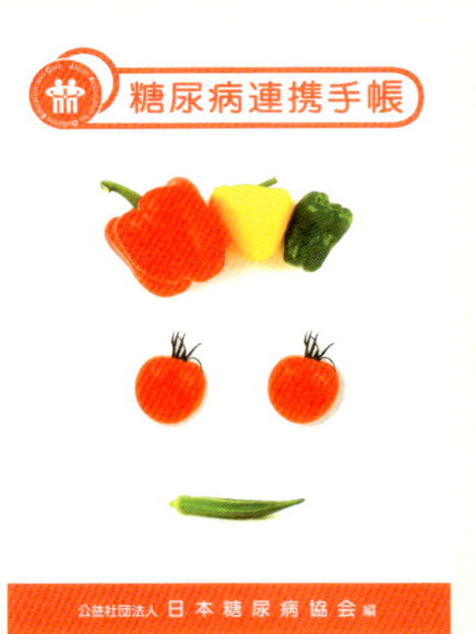

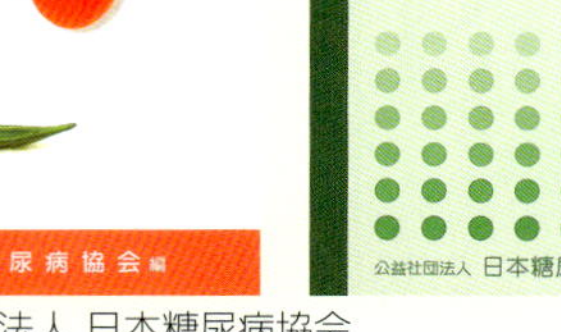

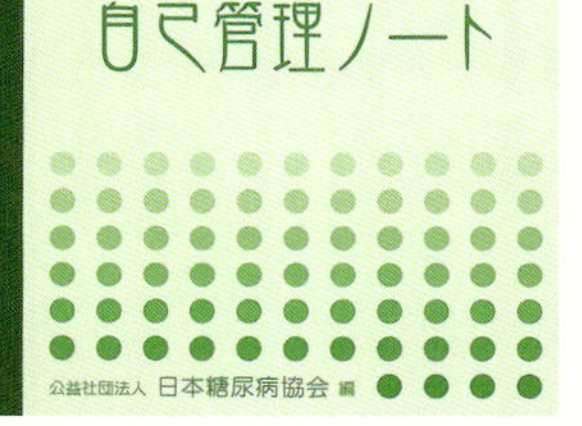

発行元：公益社団法人 日本糖尿病協会

⑦ 低血糖が疑われたら、すぐに教えてください。

血糖降下薬や注射薬の種類によっては、治療中に低血糖症状を引き起こす可能性があります。特に、食事の量が少なかったり、食事が摂れなかったときに起きやすくなります。低血糖を起こす可能性のある薬を使用している場合は、食事をしてから受診していただくか、治療前に糖質を含む食べ物や飲み物などを少量摂っておくと安全です。もし、治療中にご自分で低血糖の初期症状に気がついた場合は、すぐにスタッフにお伝えいただき、ブドウ糖を摂取してください。ポケットに飴や砂糖を入れておくと安心です。

低血糖の症状
このほか、脱力感など

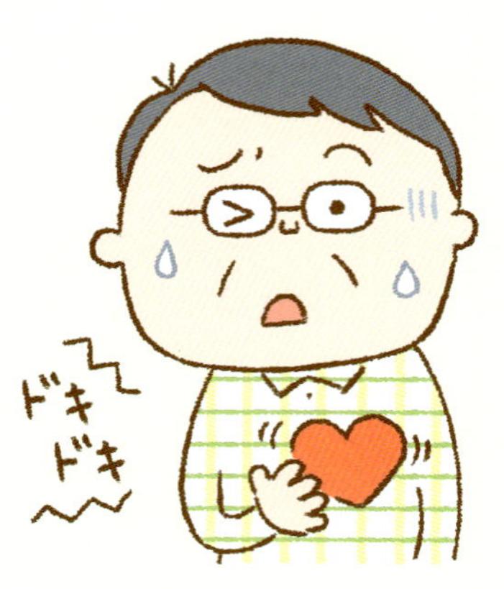

冷や汗、動悸

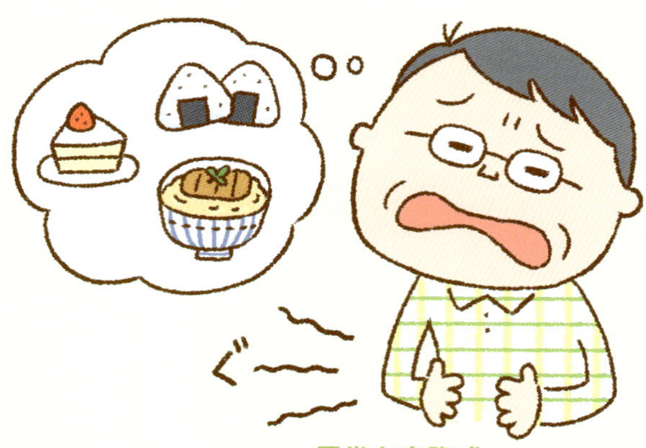

異常な空腹感

MEMO

7

<ruby>喘息<rt>ぜんそく</rt></ruby>

がある患者さん

山口秀紀／日本大学松戸歯学部歯科麻酔学講座

「喘息」は、特定物質がアレルギーの原因（アレルゲン）となっている「アトピー型喘息」と、アレルゲンが特定できない「非アトピー型喘息」があります。喘息の人の気道は症状がないときでもつねに炎症を起こしており、空気が通りにくくなっています。炎症の起こっている気道は敏感で、ほこり、ストレスなどのわずかな刺激でも発作を生じやすくなっています。また、多くの場合アレルギーが関与していますので、喘息以外にも、アレルギー性鼻炎、アトピー性皮膚炎、花粉症、結膜炎、蕁麻疹などの病気を合併していることがあります。

喘息の治療は、気道の炎症を抑える薬物治療が中心となります。

服用薬Check Point

喘息の治療薬として、発作が起こらないように毎日使用する「発作予防薬（長期管理薬：コントローラー）」と、喘息発作が生じた場合、発作を鎮める「発作治療薬（リリーバー）」があります。発作予防薬は、抗炎症作用のある吸入ステロイド薬が中心となります。コントローラーの使用を自己判断で中止すると炎症が再燃することがあります。

こんなお薬、使用していませんか？

喘息の発作を予防する薬（コントローラー、発作予防薬）

吸入ステロイド（吸入）

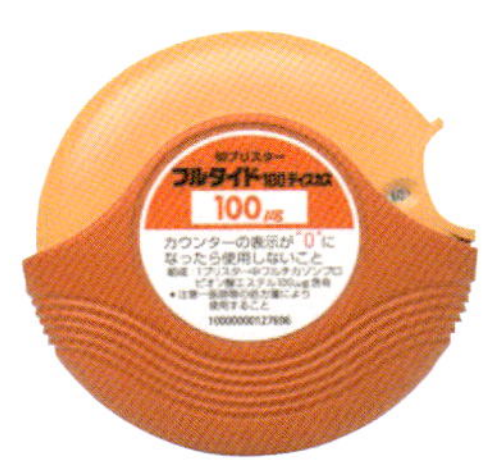

フルタイド®
（フルチカゾンプロピオン酸エステル）

長時間作用性β_2刺激薬（吸入）

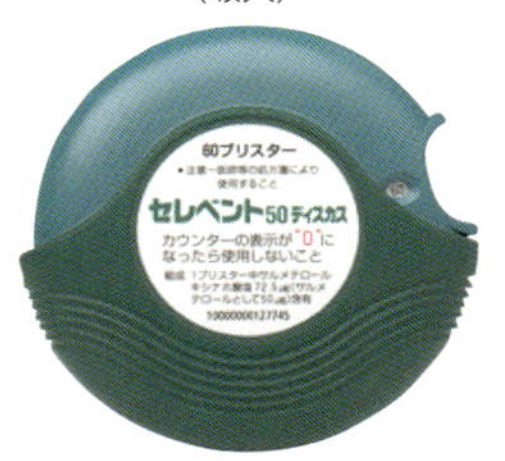

セレベント®
（サルメテロールキシナホ酸塩）

吸入ステロイドと長時間作用性β_2刺激薬の配合剤（吸入）

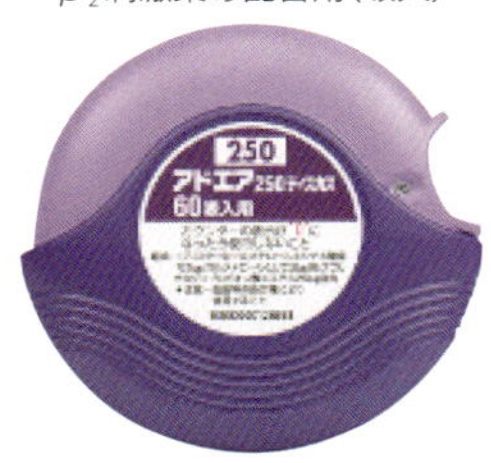

アドエア®
（サルメテロールキシナホ酸塩、フルチカゾンプロピオン酸エステル）

抗コリン薬（吸入）

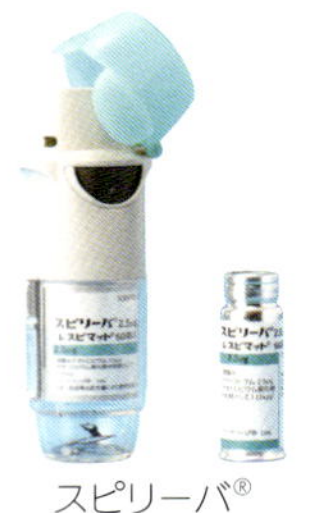

スピリーバ®レスピマット®
（チオトロピウム臭化物水和物）

抗アレルギー薬（吸入）

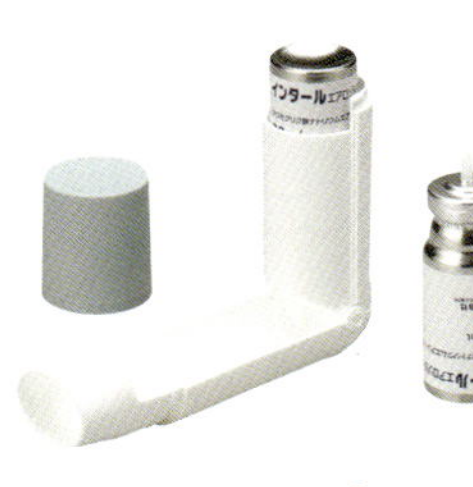

インタール®
（クロモグリク酸ナトリウム）

気管支拡張剤

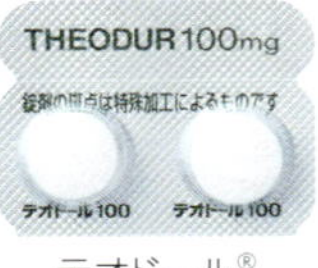

テオドール®
（テオフィリン）

抗アレルギー薬

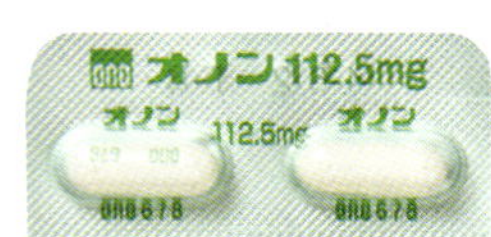

オノン®
（プランルカスト水和物）

長時間作用性β_2刺激薬（貼付）

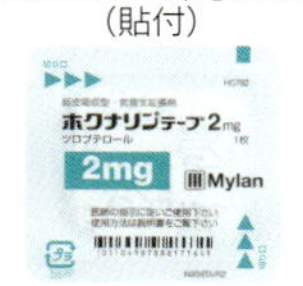

ホクナリン®テープ
（ツロブテロール）

抗IgE抗体（注射）

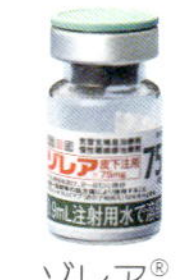

ゾレア®
（オマリズマブ）

テオフィリン

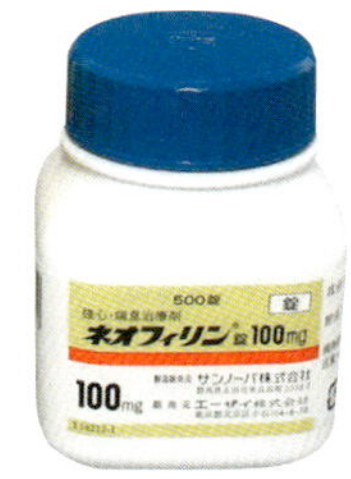

ネオフィリン®
（アミノフィリン水和物）

喘息の発作を和らげる薬（リバーバー、発作治療薬）

短時間作用性β_2刺激薬（吸入）

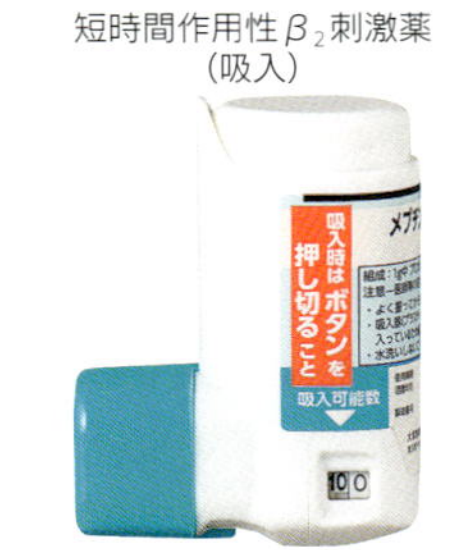

メプチンエアー®
（プロカテロール塩酸塩水和物）

短時間作用性β_2刺激薬（吸入）

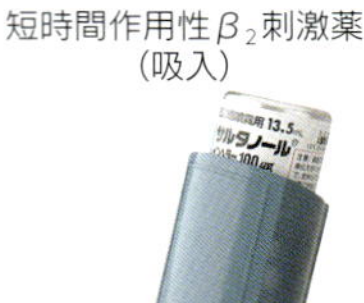

サルタノール®インヘラー
（サルブタモール硫酸塩）

注：写真の薬は、患者さんが用いる主な薬です。患者さんによって当てはまらない場合があります。

こんなお薬、飲んでいませんか？

アレルギー反応を抑える薬　副腎皮質ステロイド

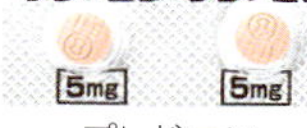

プレドニン
（プレドニゾロン）

セレスタミン
（ベタメタゾン、d-クロルフェニラミンマレイン酸塩）

> **服用薬Check Point**
> 喘息の患者さんでは、アレルギーの病気を併発している方が多く、このような薬を服用されている方がおります。アレルギーの薬についても、お知らせください。

アレルギー症状を緩和する薬　抗ヒスタミン薬（ヒスタミンH_1受容体拮抗薬）

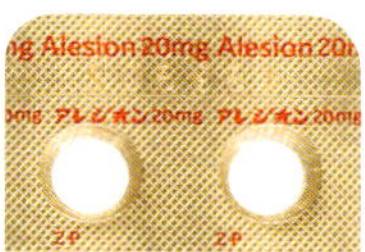

アレジオン®
（エピナスチン塩酸塩）

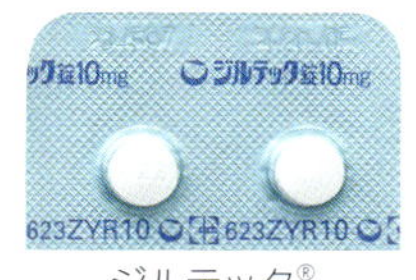

ジルテック®
（セチリジン塩酸塩）

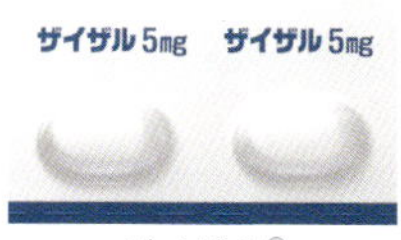

ザイザル®
（レボセチリジン塩酸塩）

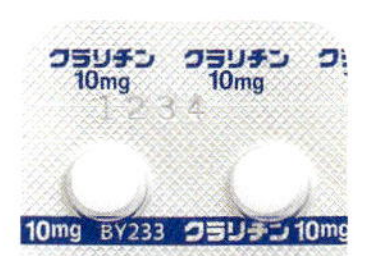

クラリチン®
（ロラタジン）

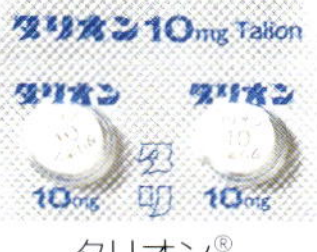

タリオン®
（ベポタスチンベシル酸塩）

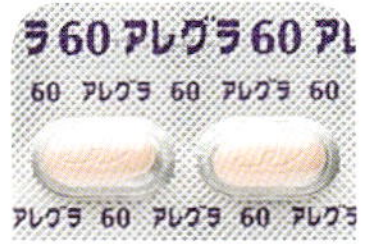

アレグラ®
（フェキソフェナジン塩酸塩）

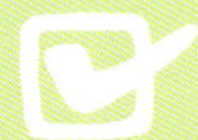

症状や治療などについて教えてください。

［喘息患者さん］

- □ 最近、喘息の発作は起きていませんか？　最後に発作が起きたのはいつですか？
- □ 発作を起こしやすい時期や誘因はありますか？
- □ どんな薬を使用していますか？
- □ 発作が起きたときはどうしていますか？
- □ アレルギーはありますか？
- □ 痛み止めなどの薬で、発作を起こしたことはありませんか？

［アレルギーの患者さん］

- □ 今まで起きたアレルギーについてくわしく聞かせてください。
- □ 食物アレルギーや蕁麻疹、喘息、アトピー性疾患、薬物アレルギーはありませんか？
- □ アレルギーが起きたとき、どのような症状でしたか？
  どのように治療しましたか？　お薬は処方されましたか？

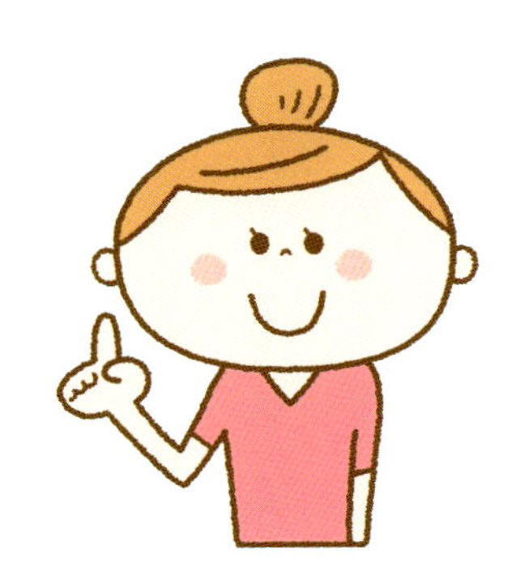

患者さんにお伝えしたいこと・お願いしたいこと

1 歯科治療は、喘息の症状が安定しているときに行います。

喘息があっても、薬物治療などにより十分なコントロールができていれば、通常の歯科治療は可能です。発作が起きやすい状況だったり、最終発作からの期間が短い場合は、ストレスのかかる治療はできるだけ避け、症状が安定してから歯科治療を行うようにします。また風邪症状などがある場合は、治療を避けます。

2 発作を起こしやすい時期、誘因があれば教えてください。

患者さんによっては、喘息の発作を誘発しやすい原因がはっきりしている場合もあります。また季節や時期により発作が出やすくなることもあります。発作が起こりやすい時期や誘因があらかじめわかっていれば、歯科治療時にその原因を回避することで発作を抑えることができます。

喘息の誘発要因と発作が起こる確率

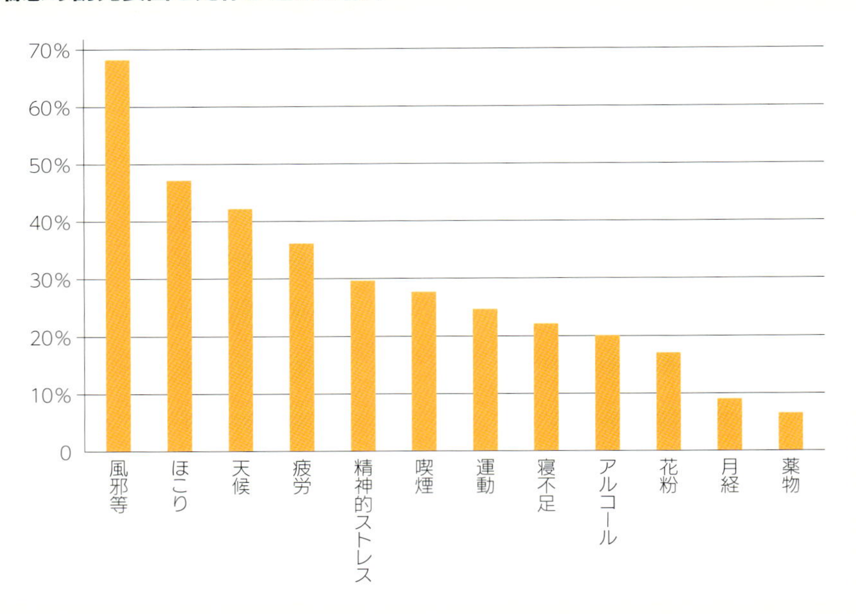

3 歯科受診時にはリリーバー（発作治療薬）をご持参ください。

毎日使用しているコントローラー（発作予防薬）の使用を自己判断で中止すると炎症が再燃することがあります。原則として歯科治療当日も通常通り使用してください。

またリリーバー（発作治療薬）を処方されている場合は、歯科受診時には携帯をお願いします。歯科治療はできるかぎりストレスがないように行いますが、治療中に生じる粉塵や切削片、煙、診療室の温度差なども発作の原因となることがあります。リリーバーをご持参ください。

なお、使用、服用している薬剤は必ず歯科医師に告げてください。お薬手帳があればご持参ください。

4 テオドール®などの徐放性テオフィリン薬を服用している場合、お申し出ください。

徐放性テオフィリン薬を服用している場合、アドレナリンを含む局所麻酔薬の使用によって、頻脈、血圧上昇、不整脈などが生じることがあります。また、ある種の抗菌薬を併用すると、テオフィリンの血液中の濃度が上昇し中毒症状が起こる可能性が報告されています。徐放性テオフィリン薬を内服している場合は、必ず歯科医師に告げてください。

5 鎮痛薬などにより喘息発作の経験がある方は、必ずお申し出ください。

アスピリンやその他の痛み止め、風邪薬などにより、喘息発作が誘発される場合があります。特に30～40代の女性に多いとされています。痛み止めなどでアレルギーを生じたことがある場合は必ず歯科医師に告げてください。

6 ステロイド薬を長期使用されている方は、意識的にお口を清潔に保ちましょう。

吸入ステロイドは全身的な副作用は少ないですが、長期間の使用では口腔カンジダや声がれ（嗄声）を引き起こすことがあります。義歯を使用している場合は、吸入ステロイドの残留がないようしっかりと洗浄しましょう。

プレドニンなどの経口ステロイド薬が長期間処方されている場合は、副腎機能が低下しストレスに対して抵抗性が弱くなったり、感染しやすくなることがあります。つねにお口の中を清潔を保つことが大切です。

7 アレルギーをお持ちの場合は、お申し出ください。

ラテックス、防腐剤、カゼイン（牛乳由来成分）、麻酔薬、金属、その他、何らかのアレルギーを有する場合は、必ず治療前に歯科医師に告げてください。

8 日誌をつけている場合は、ご持参ください。

喘息日誌をつけている場合や、アレルギーカードなどをお持ちの場合は、ご持参ください。

解熱鎮痛薬過敏喘息カード

■私はほとんどの解熱鎮痛薬で強い喘息発作がおきます。
つきましては以下の点にご留意お願いいたします。
■氏名:＿＿＿＿＿＿＿＿ 診察券番号:＿＿＿＿＿＿＿＿
■禁忌薬:酸性解熱鎮痛薬全て
・ピリン、非ピリンに関わらず禁忌！
・内服薬、座薬、貼付薬、塗り薬など製剤を問わず禁忌！
■疼痛時は塩基性鎮痛薬（ソランタールなど）やソセゴンで対処を。
■発熱時は氷などで冷やすしか方法はありません。
■局所麻酔薬で発作がでやすいため、麻酔時は前もってご相談ください。

発行元：独立行政法人国立病院機構相模原病院 臨床研究センター
https://www.hosp.go.jp/~sagami/rinken/crc/nsaids/condition01/card.htmlより

喘息日誌

平成　　年　　月　　　　名　前

	日　付	日（　）	日（　）	日（　）	日（　）	日（　）	日（　）	日（　）	
	天　気								
	時　刻	朝 昼 夜	朝 昼 夜	朝 昼 夜	朝 昼 夜	朝 昼 夜	朝 昼 夜	朝 昼 夜	
発作	大発作								
	中発作								
	小発作								
せき	強い								
	弱い								
	ない								
	たん								
日常生活	全くできない								
	あまりできない								
	ほぼできた								
	普通にできた								
夜間の睡眠	全く眠れなかった								
	あまり眠れなかった								
	ほぼ眠れた								
	よく眠れた								
その他の症状	くしゃみ								
	鼻みず								
	鼻づまり								
	発熱								
吸入	ステロイド								500
	β_2刺激薬								450
									400
									350
内服									300
									250
									200
									150
その他の治療	減感作								100
									50
	備　考								

「セルフケアナビ　ぜんそく　小児用」（平成23年３月改訂版）
http://www.jaanet.org/pdf/p_atshma2011.pdfより

8

骨粗しょう症（こつそしょう）がある患者さん

今村栄作／横浜総合病院歯科口腔外科

「骨粗しょう症」とは骨折をした状態ではなく、骨折の危険の増した状態です。つまり成人病・生活習慣病の治療と同じ考え方で、骨折の予防を目標において治療を行っているわけです。

骨粗しょう症は骨疾患という観点から整形外科疾患と考えられやすいですが、副腎皮質ステロイドや免疫抑制剤の長期服用している場合、また甲状腺疾患や慢性腎不全などによる続発性（二次性）骨粗しょう症もあり、骨粗しょう症薬（カルシウム代謝薬）は内科や整形外科以外の科でも予防的に処方されることがあります。したがって自分が何の目的で、どんな理由で、どの薬を処方されているか、現在どの程度の骨折のリスクがあるかをよく主治医（お医者さん）に相談してみることも重要です。

服用薬Check Point

骨粗しょう症薬には、3つあります。

❶骨吸収抑制薬： ビスホスホネート系薬剤、SERM、抗RANKL抗体製剤

❷骨形成促進薬： テリパラチド

❸その他： 活性型ビタミンD_3製剤、カルシウム薬、女性ホルモン薬、ビタミンK_2薬、カルシトニン薬

上記で歯科治療に注意すべき薬は、**ビスホスホネート系薬剤**と**抗RANKL抗体製剤**です。

こんなお薬、使用していませんか？

骨を破壊する細胞の働きを抑える薬　ビスホスホネート系薬剤（経口薬）

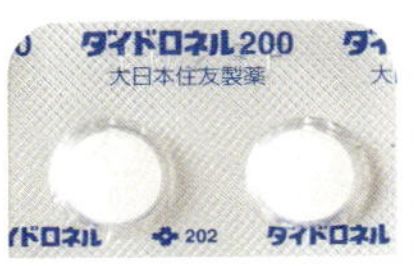

ダイドロネル®（エチドロン酸二ナトリウム）

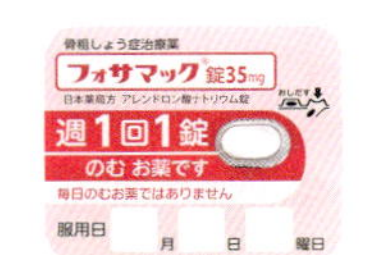

フォサマック®（アレンドロン酸ナトリウム）

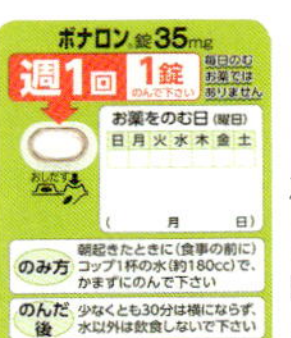

ボナロン®（アレンドロン酸ナトリウム）

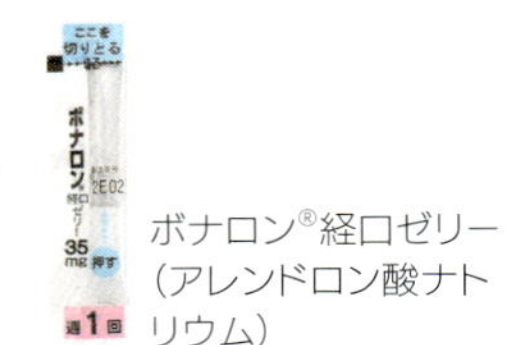

ボナロン®経口ゼリー（アレンドロン酸ナトリウム）

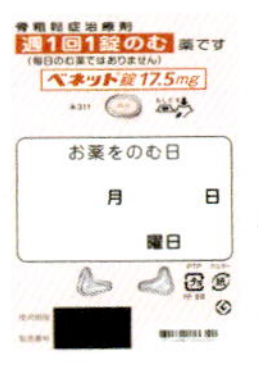

ベネット®（リセドロン酸ナトリウム）

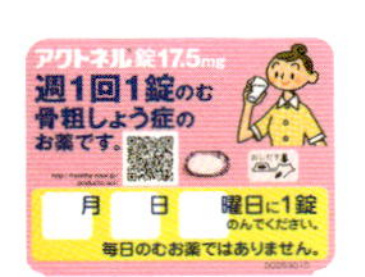

アクトネル®（リセドロン酸ナトリウム）

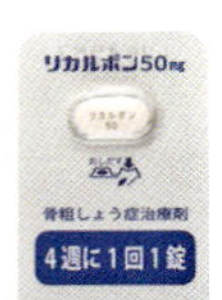

リカルボン®（ミノドロン酸）

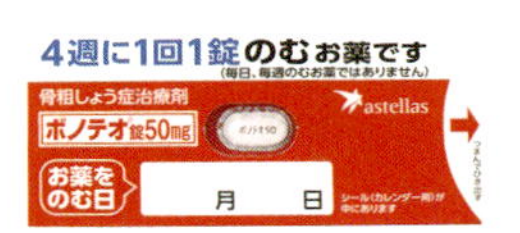

ボノテオ®（ミノドロン酸）

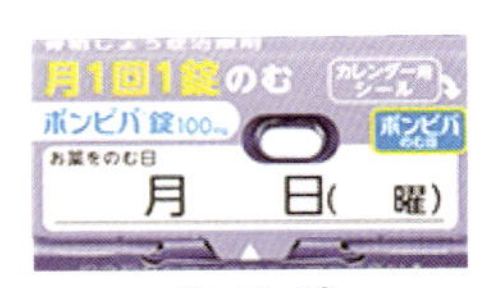

ボンビバ®（イバンドロン酸ナトリウム）

骨を破壊する細胞の働きを抑える薬
ビスホスホネート系薬剤（注射薬）

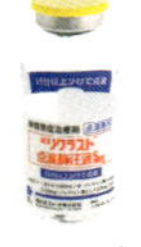

リクラスト®（ゾレドロン酸）

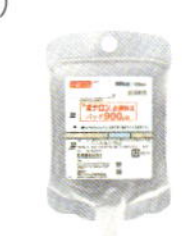

ボナロン®（アレンドロン酸ナトリウム）

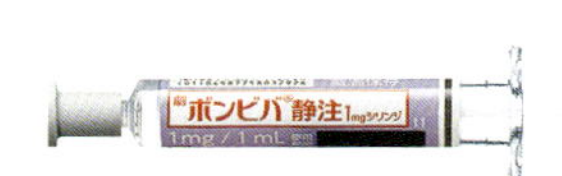

ボンビバ®（イバンドロン酸ナトリウム）

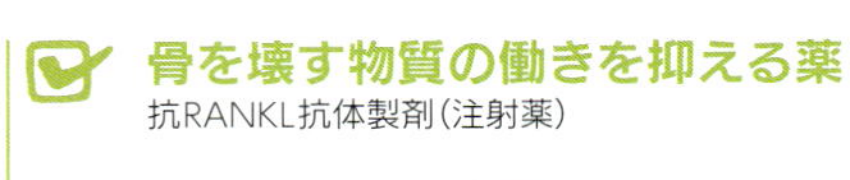

骨を壊す物質の働きを抑える薬
抗RANKL抗体製剤（注射薬）

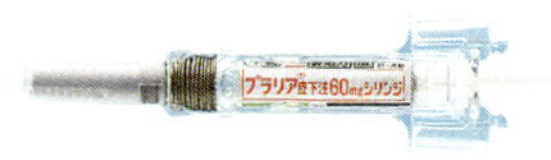

プラリア®（デノスマブ）

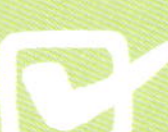

症状や治療などについて教えてください。

- ☐ どんな薬を服用していますか？
- ☐ いつから何年間、服用していますか？（　　年　　月頃から　　年間）
- ☐ 併用している薬はありますか？
- ☐ 過去に骨折したことはありませんか？（部位：　　　　　）
- ☐ ほかに糖尿病やリウマチなどの自己免疫疾患はありますか？

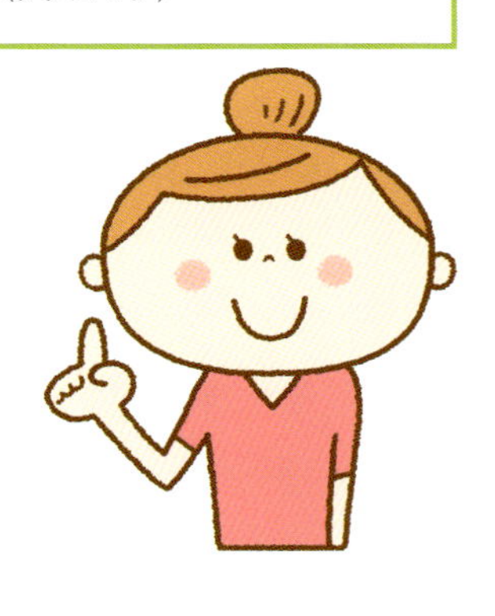

注：写真の薬は、患者さんが用いる主な薬です。患者さんによって当てはまらない場合があります。

患者さんにお伝えしたいこと・お願いしたいこと

1 休薬して歯科治療を行う場合があります。

ビスホスホネート系薬剤や抗RANKL抗体製剤は通常の歯科治療ではまったく問題がありません。ただ、抜歯や歯周病関連の手術、インプラント手術などにおいては、状況によって注意が必要です。短期間の服用や注射治療であれば、休薬の必要はありません。しかし4年以上服用を継続し、リウマチやステロイド治療などを行っている場合は、主治医（お医者さん）と歯科医師との間で十分な相談が必要と言われています。

2 骨粗しょう症の手帳や、ビスホスホネート系薬剤服用患者カードをご持参ください。

骨粗しょう症の手帳（プラリアサポート手帳など）をお持ちの方は、歯科治療時に必ずご提示ください。

また、ビスホスホネート系薬剤服用患者カードをお持ちの方もご持参ください。

ビスホスホネート系薬剤服用患者カードの例

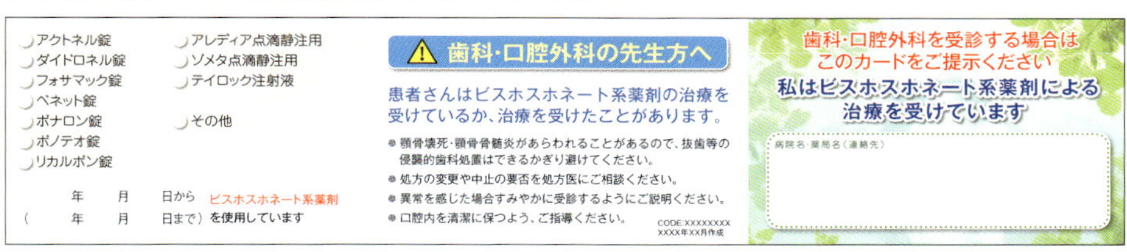
アクトネル錠
ダイドロネル錠
フォサマック錠
ベネット錠
ボナロン錠
ボノテオ錠
リカルボン錠
アレディア点滴静注用
ゾメタ点滴静注用
テイロック注射液
その他

年　月　日から　ビスホスホネート系薬剤
（　年　月　日まで）を使用しています

⚠ 歯科・口腔外科の先生方へ

患者さんはビスホスホネート系薬剤の治療を受けているか、治療を受けたことがあります。

- 顎骨壊死・顎骨骨髄炎があらわれることがあるので、抜歯等の侵襲的歯科処置はできるかぎり避けてください。
- 処方の変更や中止の要否を処方医にご相談ください。
- 異常を感じた場合すみやかに受診するようにご説明ください。
- 口腔内を清潔に保つよう、ご指導ください。

CODE:XXXXXXXX
XXXX年XX月作成

歯科・口腔外科を受診する場合は
このカードをご提示ください
私はビスホスホネート系薬剤による
治療を受けています

病院名・薬局名（連絡先）

これからこの薬剤で治療される患者さんへ

- 医師、歯科医師と相談の上、できるかぎり抜歯などの歯科治療は、この薬剤の治療を始める前に済ませてください。

この薬剤で治療中の患者さんへ

- ブラッシングなどで口腔内を清潔に保ってください。
- 定期的な歯科検査を受けてください。
- 抜歯などの治療はできるかぎり避けるようにしてください。
- 下記の症状があらわれた場合は、医師、歯科医師、薬剤師などにご相談ください。
  - あごの痛み
  - 歯のゆるみ
  - 歯ぐきの腫れ など

関係企業が共同で作成したカードです。歯科医院や病院歯科を受診した際に提示できるよう、患者さんに配布しています。
（日本病院薬剤師会　http://www.jshp.or.jp/cont/12/0118-3.pdfより）

3 ビスホスホネート系薬剤と抗RANKL抗体製剤を使用している方は、お口のケアが重要です。

日本では、男女を問わず成人の歯周病罹患率は8割と言われています。お口の中には300〜700種（数千億個以上）の細菌が生息しておりますが、細菌自体は拮抗して生息しており（優劣がなく互いに張り合っていること）、善玉菌、悪玉菌、日和見菌などが細菌叢（オーラルフローラ）を形成しています。しかしお口の清掃を怠ることによって、悪玉の歯周病原菌が増えていき、歯周病を悪化させます。ビスホスホネート系薬剤や抗RANKL抗体製剤を使用している患者さんは、歯周病原菌からの感染で、通常の人よりも顎骨骨髄炎や顎骨壊死を起こしやすくなっています。そのため、同薬剤の内服治療や注射治療を、躊躇される患者さんもおられます。しかし、投薬によって骨壊死になる可能性は、内服薬で10,000人に5〜20人程度、注射薬で100人に2人程度と言われています。ただ糖尿病や関節リウマチ、自己免疫疾患をお持ちの患者さんや免疫抑制剤や抗がん剤などを投与されている患者さんは、より発症率が上昇します。

これらの薬を使用している患者さんは、より口腔清掃と歯周病のケアを徹底することで、顎骨炎の発症を予防できるわけですから、通院中の歯科医師、歯科衛生士とよく相談し、メインテナンス（定期健診）を行う必要があります。

抗がん剤治療 放射線治療

を受ける患者さん

今村栄作／横浜総合病院歯科口腔外科

現在、「がん」(悪性腫瘍)は、死因の第1位(平成27年)を占めており、年間約100万人の方が罹患すると言われています。「がん」には皮膚や粘膜などの上皮系組織から発生する「癌腫」と、骨や筋肉、血管などの非上皮系組織から発生する「肉腫」、そして白血病や悪性リンパ腫などの造血臓器系から発生する悪性腫瘍があります。

がん治療の3本柱に、「手術による切除」「抗がん剤治療」、そして「放射線治療」があります。それぞれの疾病に対して、最適な組み合わせを行って患者さんがより良い生活を送られるように研究がされてきました。

がん

癌腫　肉腫

悪性腫瘍
(白血病など)

症状や治療などについて教えてください。

- □ これから治療を受ける悪性腫瘍の種類や部位を教えてください。
  - [種類] □癌腫　□肉腫　□白血病　□悪性リンパ腫
  - [部位] □脳　□頭頸部　□肺　□食道　□胃、十二指腸　□大腸　□前立腺　□乳房　□甲状腺　□肝臓、胆管、膵臓　□その他(　　　)
- □ これからどのような治療を受けますか？　□手術による切除　□抗がん剤治療　□放射線治療
- □ いつから治療を行う予定ですか？　(　　年　　月〜)
- □ 抗がん剤の治療を受けるにあたりどのような副作用があるか、主治医から説明はありましたか？
  - [副作用] □骨髄機能抑制　□創傷治癒不良　□血栓塞栓症　□出血　□白血球・血小板の減少　□口内炎　□悪心・嘔吐
- □ 放射線治療を受けるにあたり、どの部位に放射線が照射されるか、主治医から説明ありましたか？
  - [部位] □舌　□歯ぐき　□頬粘膜　□口腔底　□口唇　□上顎洞　□鼻腔　□上咽頭　□中咽頭　□下咽頭　□喉頭

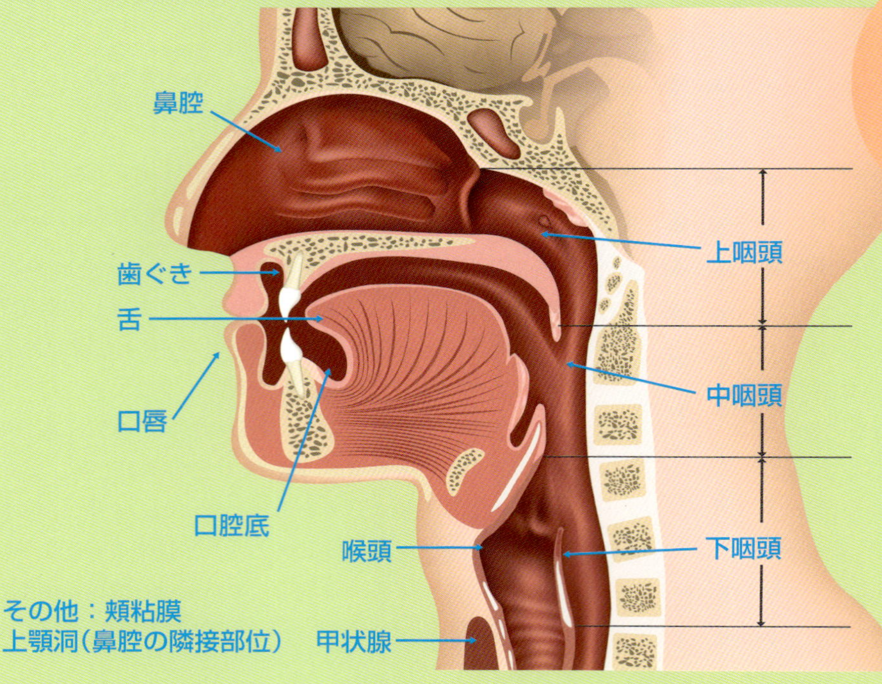

- □ 放射線治療を受けるにあたり、放射線量がわかれば教えてください。(　　グレイ)
- □ どんな抗がん剤を服用していますか？　(　　　　)(　　　　)(　　　　)(　　　　)(　　　　)(　　　　)

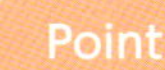

Point
術後に口内炎やお口の乾燥などの副作用が現れることがあります。がん治療前からの歯科医院での取り組みが重要です。また、副作用を最小限にするため、治療についてくわしくお聞かせください。

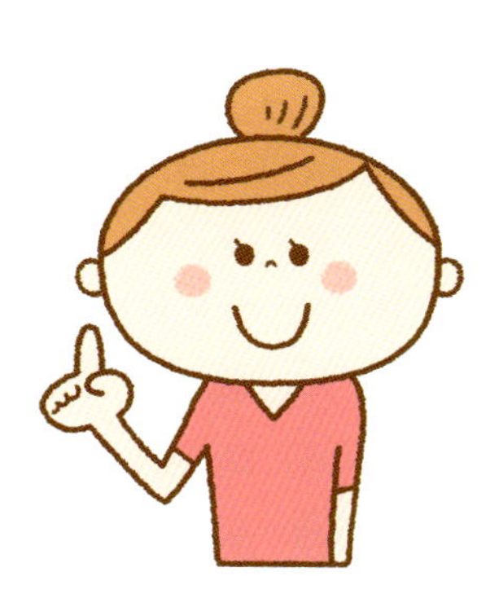

患者さんにお伝えしたいこと・お願いしたいこと

1 抗がん剤治療・放射線治療を受ける方は、お申し出ください。

治療によっては副作用が現れます。副作用を最小限にとどめられるよう、がん治療前からの歯科医院での取り組みが重要です。がん治療を予定されている場合は、お申し出ください。また主治医（お医者さん）にどのような抗がん剤治療、放射線治療を行うのかを聞いて、かかりつけの歯科医師、歯科衛生士とよく相談してください。

2 お口の中に副作用が現れることがあります。

現在の抗がん剤治療は、さまざまな種類があります。抗がん剤によっては、入院管理が必要なものから通院で行えるものがあります。抗がん剤はがん細胞をターゲットにしていますが、当然正常の細胞にも影響が少なからずあります。最大の副作用は骨髄機能抑制（体を防御する白血球数や、止血を行う血小板数の減少など）ですが、口内炎や皮膚炎、脱毛なども併発しやすいです。

一方、放射線治療では、頭頸部領域（脳より下方で、鎖骨より上方の領域）に放射線があたる場合に、お口に副作用が現れます。主に、口内炎、唾液腺の萎縮によるお口の乾燥、顎骨の被爆による顎骨の壊死です。口内炎は時間とともに改善しますが、お口の乾燥については治療部位によって機能障害として残ります。顎骨の壊死は、治療前の口腔清掃と歯性病巣の除去が重要になります。

3 抗がん剤治療・放射線治療前の、むし歯や歯周病の治療がとても重要です。

抗がん剤治療による副作用は個人差があり予測がつきにくいですが、治療を受ける前にはむし歯や歯周病の治療などを必ず行っておきます。抗がん剤治療による全身状態の低下によって歯の病巣が全身の感染源になりえますし、口内炎などを発症すると歯磨きが行いにくくなります。

また、放射線治療では唾液量の減少により、むし歯が多発しやすい状況になります。治療前からフッ化物が配合された歯磨き粉を使ってブラッシングをし、お口をきれいに保っておくことが大切です。放射線治療による顎骨の壊死については、約１割の患者さんに治療後数年を経過して発症すると言われています。発症させないためには、放射線治療前に歯周病の治療を徹底的に行うことです。そして抜歯などの骨が露出する治療については、必ず放射線照射開始までに行っておきます。

なお、むし歯治療に時間がかかる場合は、治療後お口の状態が改善してからでも問題ないです。

4 抗がん剤治療・放射線治療後は、体調の良いときに来院ください。

抗がん剤治療直後の歯科治療は避けましょう。通常の歯科治療は次の抗がん剤治療の直前に、抜歯などの歯科治療は血液検査結果（白血球数によります）も参考にしますが、抗がん剤治療の合間をお勧めします。放射線治療では、唾液量減少により口の粘膜が損傷しやすいので、放射線治療中は歯科治療を控えた方がいいでしょう。また、基本的に体調の良いときに受診します。吐き気や倦怠感、呼吸苦が強いときは延期します。白血球数や血小板数が少ないときは抜歯や歯周外科などを控えてください。

5 お薬手帳をご持参ください。

お薬手帳では、抗がん剤の服用薬について確認させていただきます。また、抗がん剤の点滴治療を受けている場合は、最終点滴日や薬剤名を主治医（お医者さん）に記載してもらってください。

10

胃潰瘍 十二指腸潰瘍 逆流性食道炎 がある患者さん

星島　宏／埼玉医科大学医学部臨床医学部門麻酔科

胃液に含まれる塩酸や消化酵素により、胃や十二指腸の粘膜が溶かされ深くできた傷を、それぞれ「胃潰瘍」「十二指腸潰瘍」と呼びます。また、胃酸や胃の内容物が食道への逆流により粘膜に障害が出るのを「逆流性食道炎」と呼びます。胃痛や胸痛、胸焼け、呑酸（酸っぱい液体が口まで上がってきてゲップが出る）、胃もたれ、膨満感、食欲不振など、さまざまな不快症状が起こります。

服用薬Check Point

歯科医院で処方される痛み止めの非ステロイド性消炎鎮痛薬（NSAIDs）は、胃粘膜の血流を阻害し胃潰瘍を悪化させます。胃潰瘍の患者さんには使用できません。アセトアミノフェン製剤が比較的安心して使用できます。

こんなお薬、飲んでいませんか？

体内の酸を抑える薬　制酸剤

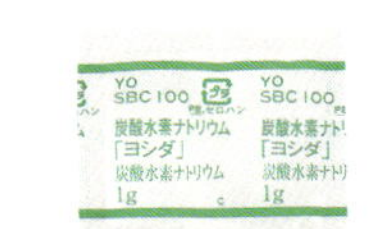
炭酸水素ナトリウム
（炭酸水素ナトリウム）

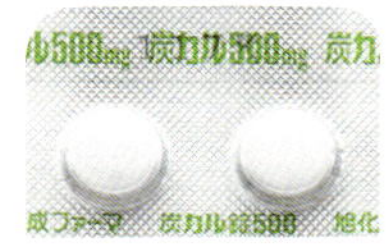
炭カル
（沈降炭酸カルシウム）

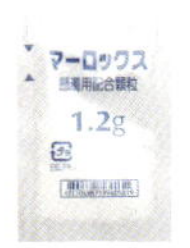
マーロックス®
（乾燥水酸化アルミニウムゲル、水酸化マグネシウム）

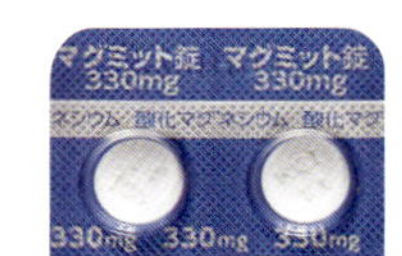

マグミット®
（酸化マグネシウム）

胃酸分泌を抑える薬　プロトンポンプ阻害薬

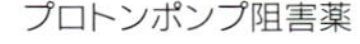

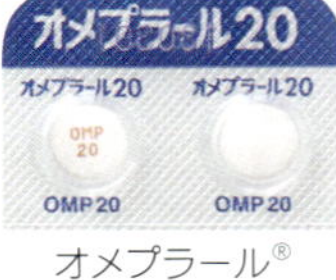

オメプラール®
（オメプラゾール）

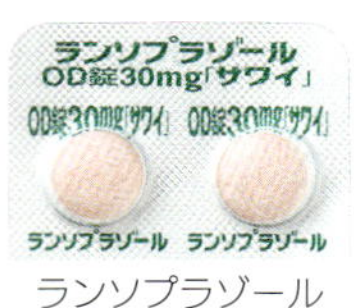

ランソプラゾール
（ランソプラゾール）

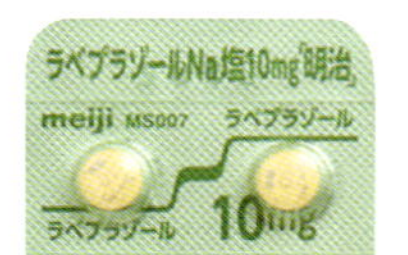

ラベプラゾールNa塩
（ラベプラゾールナトリウム）

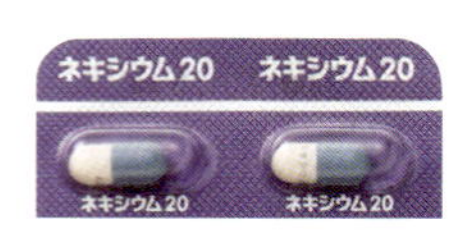

ネキシウム®
（エソメプラゾールマグネシウム水和物）

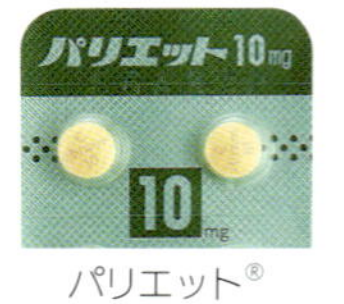

パリエット®
（ラベプラゾールナトリウム）

胃酸分泌を抑える薬　H_2受容体拮抗薬

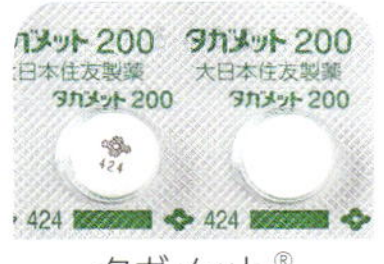

タガメット®
（シメチジン）

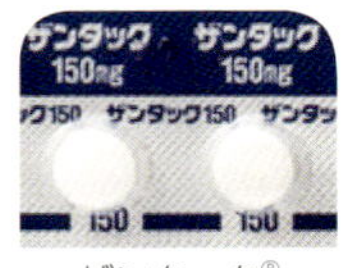

ザンタック®
（ラニチジン塩酸塩）

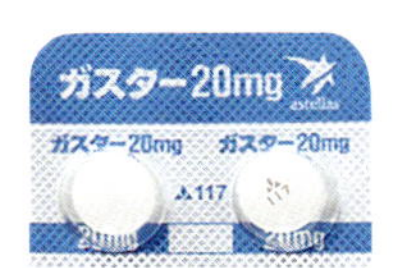

ガスター®
（ファモチジン）

胃腸粘膜を保護する薬　防御因子増強薬

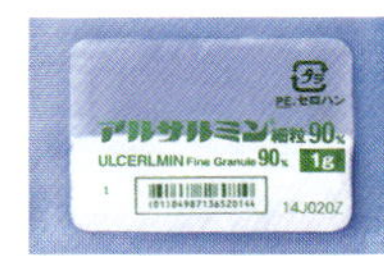

アルサルミン®
（スクラルファート水和物）

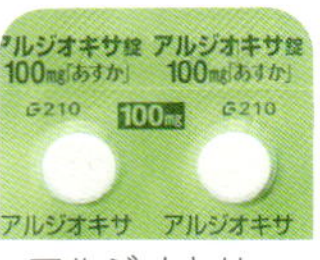

アルジオキサ
（アルジオキサ）

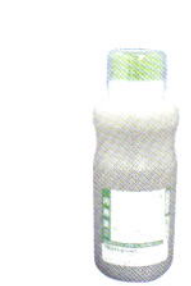
アルロイド®G（液剤）
（アルギン酸ナトリウム）

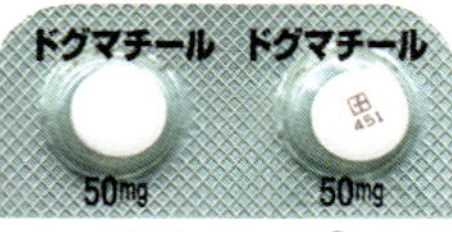

ドグマチール®
（スルピリド）

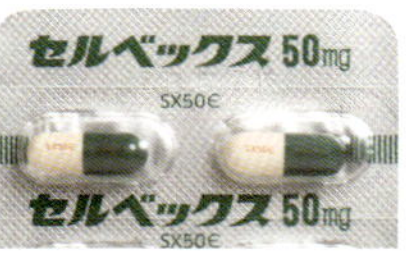

セルベックス®
（テプレノン）

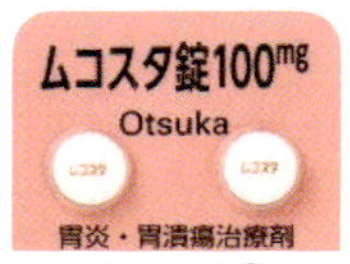

ムコスタ®
（レバミピド）

胃酸分泌を抑え、胃粘膜を保護する薬　プロスタグランジン製剤

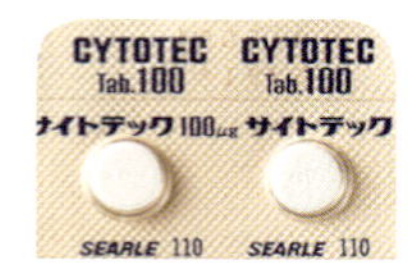

サイトテック®
（ミソプロストール）

服用薬Check Point

逆流性食道炎の場合、胃酸の分泌を抑えるためにプロトンポンプ阻害薬が用いられます。服用により胸焼けや呑酸などの症状は軽減されますが、服用薬を中断すると再び症状が現れますので、主治医（お医者さん）の指示に従ってきちんと服用してください。

注：写真の薬は、患者さんが用いる主な薬です。患者さんによって当てはまらない場合があります。

症状や治療などについて教えてください。

- □ いつ診断されましたか？（　　年　　月）
- □ 病名は何ですか？
- □ 手術はしましたか？
- □ お酒はどのくらいの量を飲みますか？　頻度はどの程度ですか？
- □ どのくらいの頻度で胸焼け、悪心・嘔吐はありますか？
- □ どんな薬を服用していますか？

患者さんにお伝えしたいこと・お願いしたいこと

1 歯科治療により胃潰瘍が悪化することがあります。

ストレスで胃潰瘍が発生することはよく知られています。患者さんによっては歯科治療に強いストレスを感じます。このような場合には胃潰瘍が悪化することがあります。患者さんによっては、精神鎮静法などを用いて歯科治療に対するストレスの軽減に努めます。

2 酸蝕や知覚過敏、歯ぎしり、味覚異常などが現れることがあります。

逆流性食道炎がある方では、睡眠中など気づかない間に胃液や胃の内容物が口の中まで逆流することで、歯が酸で溶ける「酸蝕症」や「むし歯」「知覚過敏」などを起こす場合があります。さらに、胃酸などの胃の内容物が食道に逆流すると、あごの筋肉の運動も活発となり、「歯ぎしり」を起こすとされています。また、口の中が酸性になることによって、味覚が変化することもあります。

逆流性食道炎がある方では、胃の消化を助けるためによく噛んでゆっくり食事を摂ることも大切です。そのためにも噛めるお口の状態を保ちましょう。また酸蝕症やむし歯のある方は、お口を清潔にしておきましょう。

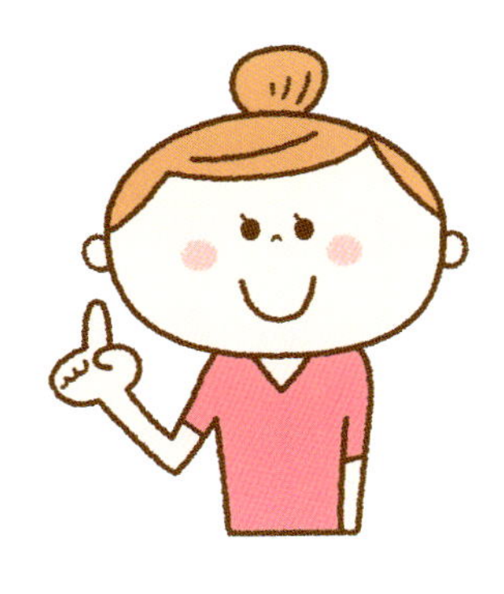

11

腎臓(じんぞう)の病気

がある患者さん

星島　宏／埼玉医科大学医学部臨床医学部門麻酔科

腎臓には、体の中の老廃物や塩分を尿として体外へ出し血液をきれいにするほか、血圧をコントロールする、体液量やイオンバランスを調節する、ホルモンをつくり体を健康な状態に保つなど、さまざまな機能があります。何らかの原因で、腎臓に障害が起きると、「急性腎炎症候群」「慢性腎炎症候群」「急速進行性腎炎症候群」「ネフローゼ症候群」「持続性血尿タンパク尿」などの病気になります。これらは、むくみや高血圧、タンパク尿、血尿、乏尿（尿量が極端に減少した状態）などにより発見されます。

こんなお薬、使用していませんか？

血管を広げて血圧を下げる薬

カルシウム拮抗薬

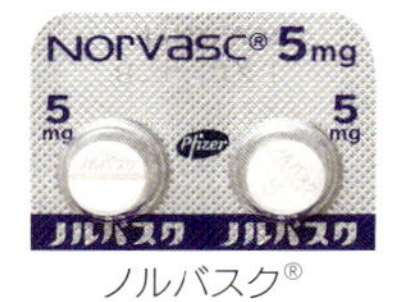

ノルバスク®
（アムロジピンベシル酸塩）

アムロジン®
（アムロジピンベシル酸塩）

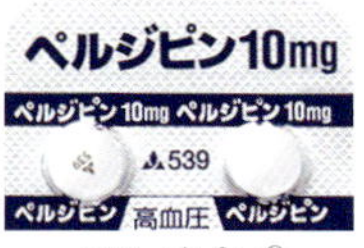

ペルジピン®
（ニカルジピン塩酸塩）

アンジオテンシンIIの働きを抑えて血圧を下げる薬

アンジオテンシンII受容体拮抗薬（ARB）

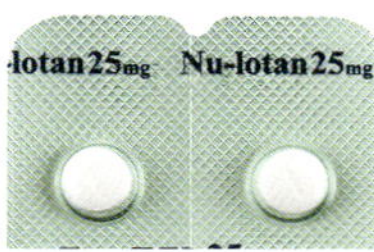

ニューロタン®
（ロサルタンカリウム）

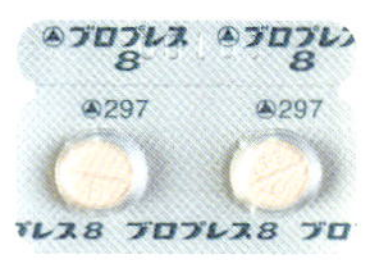

ブロプレス®
（カンデサルタンシレキセチル）

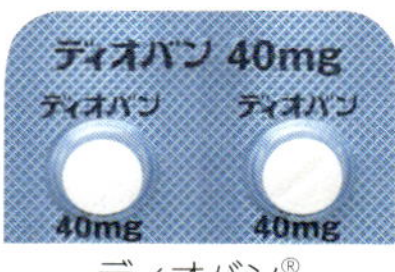

ディオバン®
（バルサルタン）

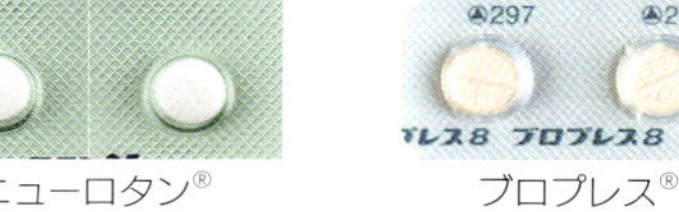

血圧を上げる物質をつくらないようにして血圧を下げる薬

アンジオテンシン変換酵素（ACE）阻害薬

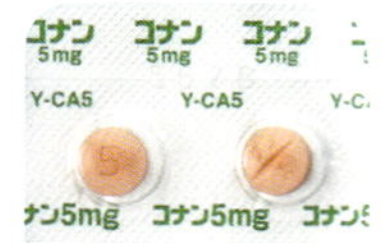

コナン®
（キナプリル塩酸塩）

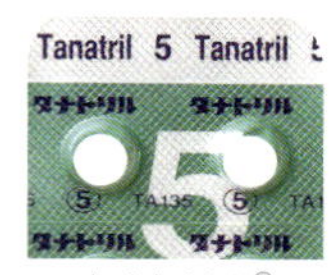

タナトリル®
（イミダプリル塩酸塩）

心臓の働きを抑えて血圧を下げる薬

β遮断薬

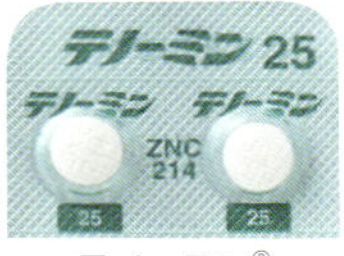

テノーミン®
（アテノロール）

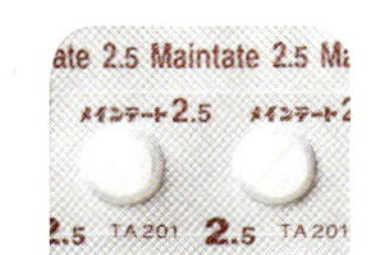

メインテート®
（ビソプロロールフマル酸塩）

血管の収縮を抑えて血圧を下げる薬

α遮断薬

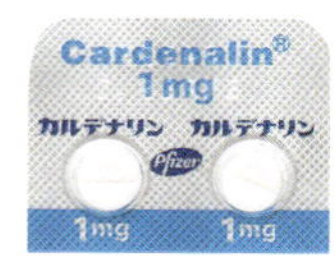

カルデナリン®
（ドキサゾシンメシル酸塩）

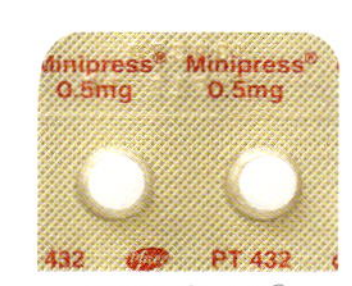

ミニプレス®
（プラゾシン塩酸塩）

塩分や水分を排泄させる薬

利尿薬

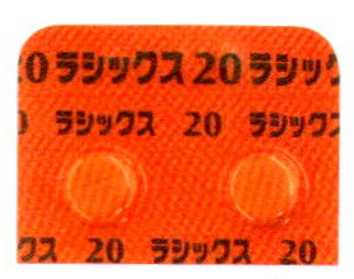

ラシックス®
（フロセミド）

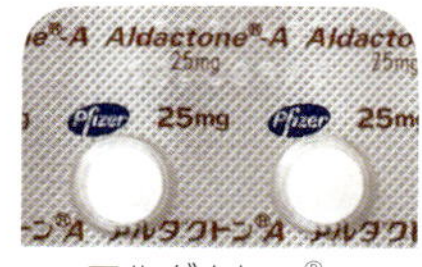

アルダクトン®A
（スピロノラクトン）

注：写真の薬は、患者さんが用いる主な薬です。患者さんによって当てはまらない場合があります。

服用薬Check Point

歯科治療は、患者さんが痛みを感じたり緊張したりと意外とストレスフルな環境になります。こんなとき元気な方では副腎からステロイドホルモンなどが大量に分泌されてストレスに適応しますが、副腎皮質ステロイドを服用している患者さんは、ステロイドホルモンが十分分泌されず、ストレスに対して適応できない可能性があります。ステロイドが不足している可能性があれば服用量を増やす必要が出てきます。

血を固まりにくくする薬　抗血小板薬

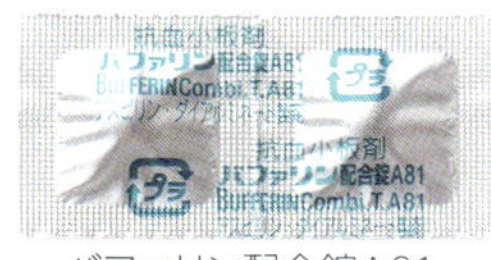

バファリン配合錠A81
（アスピリン）

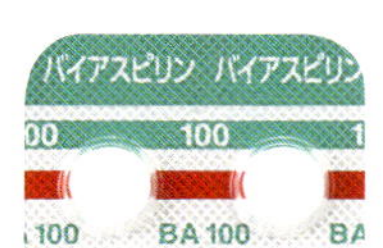

バイアスピリン®
（アスピリン）

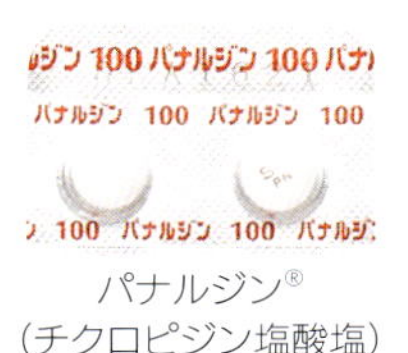

パナルジン®
（チクロピジン塩酸塩）

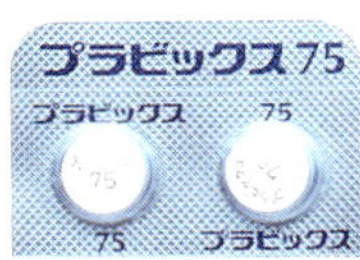

プラビックス®
（クロピドグレル硫酸塩）

エフィエント®
（プラスグレル塩酸塩）

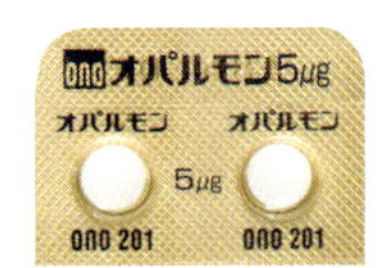

オパルモン®
（リマプロスト アルファデクス）

貧血を改善する薬　腎性貧血治療薬

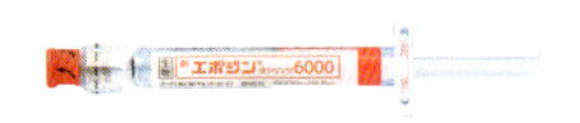
エポジン®注シリンジ
（エポエチン ベータ）

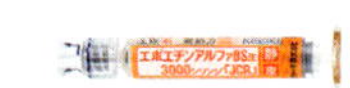
エポエチンアルファBS注3000シリンジ「JCR」（エポエチン カッパ・遺伝子組み換え）

骨粗しょう症改善薬　活性型ビタミンD_3製剤

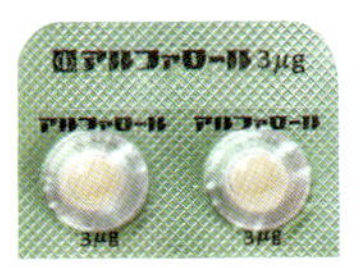

アルファロール®カプセル
（アルファカルシドール）

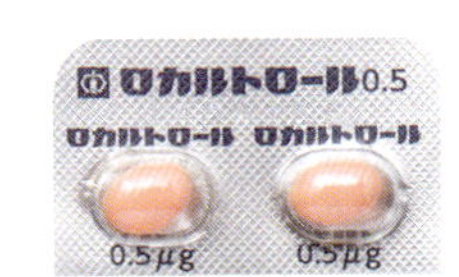

ロカルトロール®カプセル
（カルシトリオール）

炎症や体の免疫を抑えたりする薬　副腎皮質ステロイド

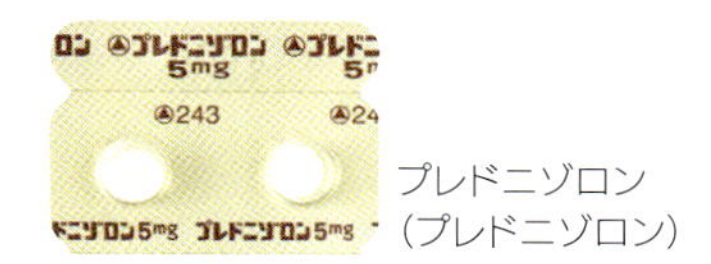

プレドニゾロン
（プレドニゾロン）

血を固まりにくくする薬　抗凝固薬

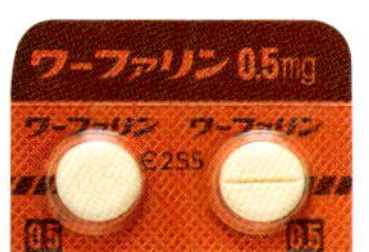

ワーファリン
（ワルファリンカリウム）

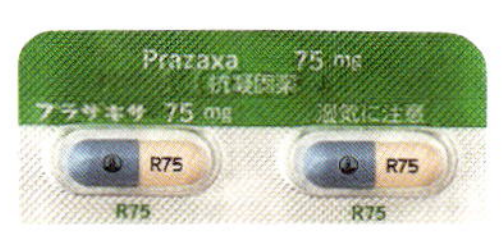

プラザキサ®
（ダビガトランエテキシラート メタンスルホン酸塩）

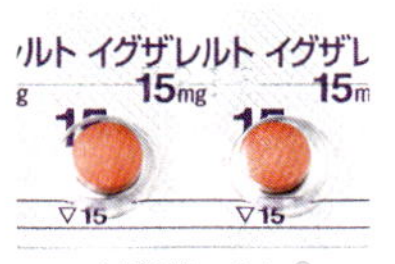

イグザレルト®
（リバーロキサバン）

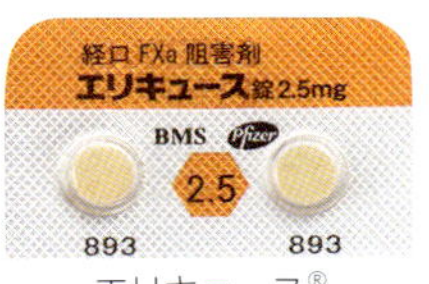

エリキュース®
（アピキサバン）

血中カリウム濃度を下げる薬　高カリウム血症治療薬

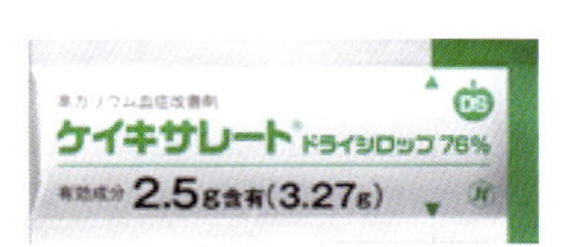

ケイキサレート®ドライシロップ76%（ポリスチレンスルホン酸ナトリウム）

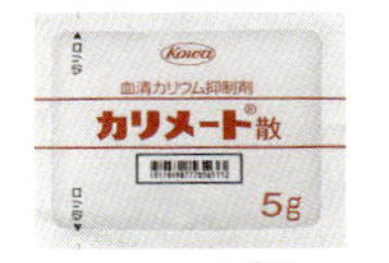

カリメート®散
（ポリスチレンスルホン酸カルシウム）

血中リン濃度を下げる薬　高リン血症治療薬

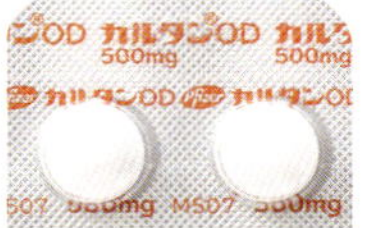

カルタン®OD
（沈降炭酸カルシウム）

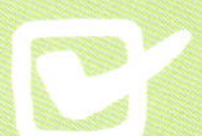

症状や治療などについて教えてください。

- □ いつから腎臓が悪いですか?(　　歳)　どの程度悪いですか?
- □ なぜ腎臓が悪くなったのですか?
  (糖尿病、高血圧、糸球体腎炎、ネフローゼ、腎結石など)
- □ どんな薬を服用していますか?
- □ 人工透析をしていますか?　透析の日程を教えてください。
- □ 血液検査などの結果がわかれば教えてください。
- □ 疲れやすかったり、動悸があったりしますか?
- □ 貧血はありますか?
- □ 体のむくみはありますか?
- □ 次のような、腎機能障害にともなう全身疾患はありますか?
  - □ 心機能の悪化(虚血性心疾患、不整脈)
  - □ 脳血管障害(脳梗塞、脳出血)

患者さんにお伝えしたいこと・お願いしたいこと

1 血液検査結果をご持参ください。

腎臓でのかかりつけの主治医(お医者さん)から、血液検査のデータを可能なかぎり入手し持参してください。歯科治療や投薬を行ううえでの参考資料となります。

血中尿素窒素＿＿＿mg/dL(基準値9〜20mg/dL)
血清クレアチニン値＿＿＿mg/dL(基準値0.4〜1.0 mg/dL)
カリウム値＿＿＿mEq/L(基準値3.5〜5 mEq/L)
アルブミン＿＿＿g/dL(基準値3.8〜5.3 g/dL)
総タンパク質量＿＿＿g/dL(基準値6.5〜8.2 g/dL)
プロトロンビン時間＿＿＿
部分トロンボプラスチン時間＿＿＿
ヘモグロビン値＿＿＿g/dL(基準値 男性13.5〜17.5、女性11.5〜15.0)
尿量＿＿＿(自尿の有無を含む)

2 歯科医院で処方する薬の影響について

歯科で出す痛み止めや抗菌薬(抗生物質)は、腎臓で排泄されるものが多数あり、腎臓に負担がかかってしまいます。これにより腎機能がより悪化することがあります。もちろん、個々の患者さんの腎臓の状態に応じて腎機能にやさしい薬を処方しますが、まれに腎機能が悪くなることもあります。

3 歯科治療が腎臓の負担になることもあります。

人はストレスを感じると、内因性カテコラミンという物質を放出します。この物質は血管を強く収縮させ、腎臓の血流も悪化させます。歯科治療によって大きなストレスを感じ、腎機能を悪化させる人もいます。精神鎮静法を用いてストレスを軽減したり、心電図や血圧のモニターを装着して腎機能保護に対応することもあります。

4 病院歯科をご紹介する場合があります。

人工透析をされている患者さんでは、人工透析中または、抗凝固薬などの内服薬の影響で、出血が止まりにくいことがあります。場合によっては、抜歯などの止血困難な歯科治療ができないことがあります。また、人工透析の患者さんは、免疫機能が低下しているため、歯科治療による感染のリスクが高くなります。患者さんによっては、病院の歯科口腔外科を紹介する場合があります。

5 長期にわたる人工透析によってお口にも影響が出てくるため、定期健診が大切です。

長期にわたって人口透析をされている患者さんでは、手根管症候群やアミロイド関節症、破壊性脊椎関節症、斑胞性骨病変などのさまざまな骨関節障害を生じることがあります。進行すると口腔を含めた全身に症状が現れてきます。さらには手指の関節障害により、お口のケアが困難になることも予想されます。お口の症状やケア状態の変化を早期に発見するためにも定期健診が大切になります。

MEMO

12

甲状腺の病気がある患者さん

今村栄作／横浜総合病院歯科口腔外科

甲状腺の病気には、主に「甲状腺機能亢進症」(バセドウ病)と「甲状腺機能低下症」(主に橋本病)があります。これらの病気では、甲状腺ホルモンを一定に保つことにより、支障なく日常生活を送ることができます。そのため、定期的なホルモン濃度測定とコントロールが大切です。

服用薬Check Point
甲状腺の病気の患者さんでは、心臓疾患や高血圧などのお薬も処方されている場合があります。それらは歯科治療に影響を及ぼすものもあります。お薬手帳をご持参ください。

こんなお薬、飲んでいませんか？

甲状腺ホルモンを抑える薬

抗甲状腺剤：甲状腺機能亢進症の方の薬

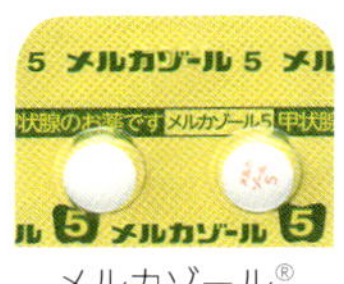

メルカゾール®
(チアマゾール)

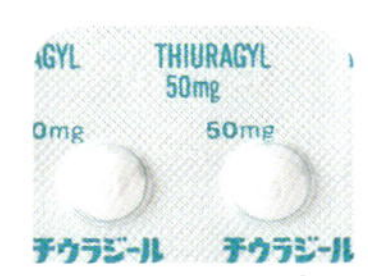

チウラジール®
(プロピルチオウラシル)

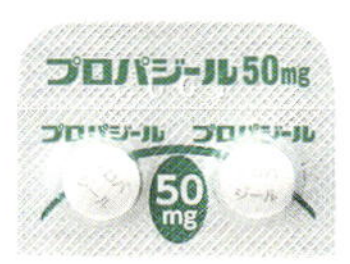

プロパジール®
(プロピルチオウラシル)

甲状腺ホルモンを補う薬

甲状腺ホルモン製剤：甲状腺機能低下症の方の薬

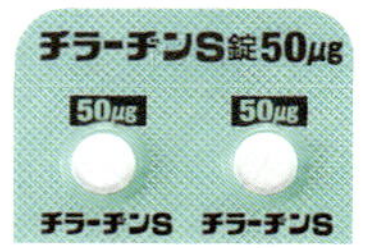

チラーヂン®S
(レボチロキシンナトリウム水和物)

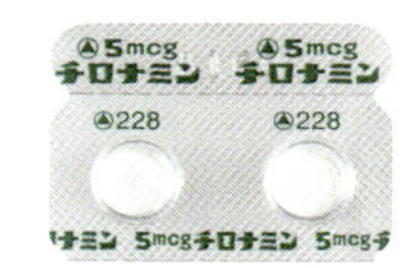

チロナミン®
(リオチロニンナトリウム)

甲状腺ホルモンを抑える薬

ヨウ素剤(抗甲状腺剤が使用できないときや、甲状腺ホルモンを早く正常化したい場合などに用いられている)

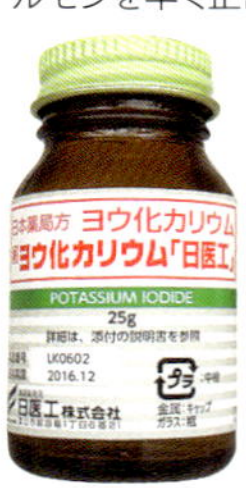

ヨウ化カリウム
(ヨウ化カリウム)

症状や治療などについて教えてください。

- □ いつから甲状腺の疾患をお持ちですか？(　　歳頃)
- □ 現在、治療のために通院している病院はありますか？
- □ どんな薬を服用していますか？
- □ 甲状腺機能のコントロールは良好ですか？
- □ 甲状腺の手術をしましたか？　いつしましたか？(　　年前)
- □ 心疾患などはありますか？　ある場合の疾患名を教えてください(疾患名：　　　　　)
- □ 次の症状はありますか？
  - □ 疲れやすい　□ 体のむくみ　□ 頻脈　□ 徐脈　□ 体重減少　□ 動悸　□ 不眠

注：写真の薬は、患者さんが用いる主な薬です。患者さんによって当てはまらない場合があります。

患者さんにお伝えしたいこと・お願いしたいこと

1 局所麻酔薬で頻脈やショックを起こすことがあります。

歯の切削や型どり、歯石除去などの歯科治療は問題ありませんが、局所麻酔（部分麻酔）を行う場合は注意が必要です。アドレナリン（エピネフリン）を含有した歯科用の局所麻酔薬を使用すると、甲状腺機能亢進症の患者さんは頻脈やショックを起こしてしまう可能性があるからです。アドレナリンが含まれていない麻酔薬もありますので、必ず事前に相談をしてください。

2 病気の状態を把握しておきましょう。

体調の良いときに受診しましょう（前日は十分な睡眠をとってきてください）。必ず処方薬は服用してきてください。また、主治医（お医者さん）に甲状腺のコントロール状況をつねに聞いておきましょう。

MEMO

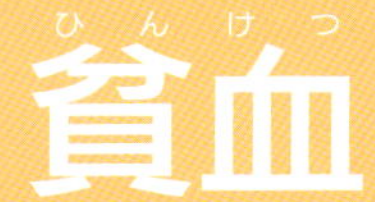

13 貧血（ひんけつ）がある患者さん

守安克也／鶴見大学歯学部小児歯科学講座

「貧血」は、血液中のヘモグロビンの濃度が低下することにより、息切れや動悸、めまい、立ちくらみなどの症状が現れる病気です。貧血には「鉄欠乏性貧血」「再生不良性貧血」「巨赤芽球性貧血」などがあり、それぞれに対して服用薬があります。その中でもっとも代表的な貧血は、鉄欠乏性貧血です。

血液疾患以外の基礎疾患が原因でも貧血は起こります。これを「二次性貧血」と言います。二次性貧血の場合は原因疾患の治療が優先されます。

服用薬Check Point

鉄欠乏性貧血の治療としては、一般的に鉄剤の服用です。この服用により、ヘモグロビンが増加して正常化してきます。正常になるまでに 3 ヵ月以上の経過が必要とされています。その間、鉄剤の継続的な服用が必要です。歯科治療を受ける際には、主治医（お医者さん）からの指示がないかぎり、鉄剤の服用を中断しないでください。

こんなお薬、飲んでいませんか？

鉄分を補う薬

鉄剤：鉄欠乏性貧血の方の薬

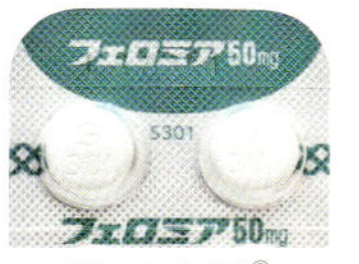

フェロミア®
（クエン酸第一鉄ナトリウム）

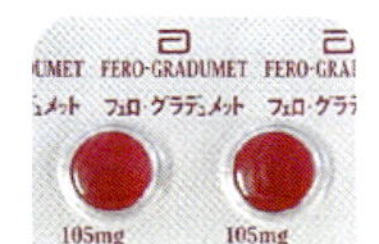

フェロ・グラデュメット®
（乾燥硫酸鉄）

葉酸を補う薬

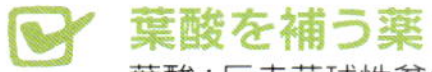

葉酸：巨赤芽球性貧血の薬※

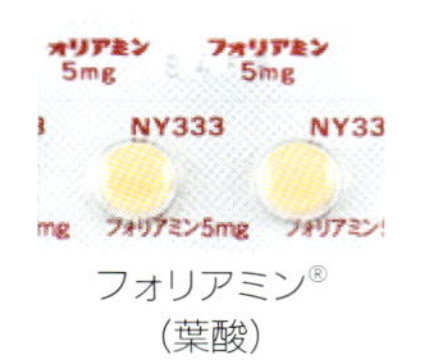

フォリアミン®
（葉酸）

アレルギー反応を抑える薬

副腎皮質ステロイド：再生不良性貧血の方の薬

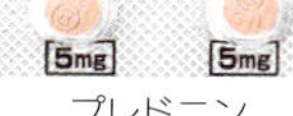

プレドニン
（プレドニゾロン）

リンデロン®
（ベタメタゾン）

ビタミンB_{12}を補う薬

ビタミンB_{12}：巨赤芽球性貧血の薬

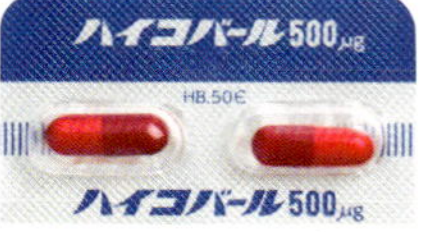

ハイコバール®
（コバマミド）

※このほかにも効能・効果を有する

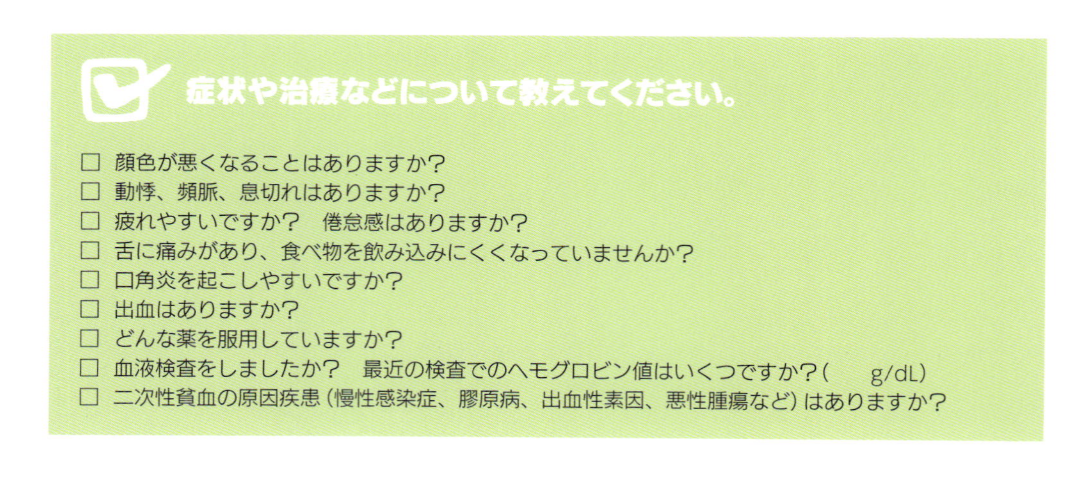

症状や治療などについて教えてください。

- □ 顔色が悪くなることはありますか？
- □ 動悸、頻脈、息切れはありますか？
- □ 疲れやすいですか？　倦怠感はありますか？
- □ 舌に痛みがあり、食べ物を飲み込みにくくなっていませんか？
- □ 口角炎を起こしやすいですか？
- □ 出血はありますか？
- □ どんな薬を服用していますか？
- □ 血液検査をしましたか？　最近の検査でのヘモグロビン値はいくつですか？（　　g/dL）
- □ 二次性貧血の原因疾患（慢性感染症、膠原病、出血性素因、悪性腫瘍など）はありますか？

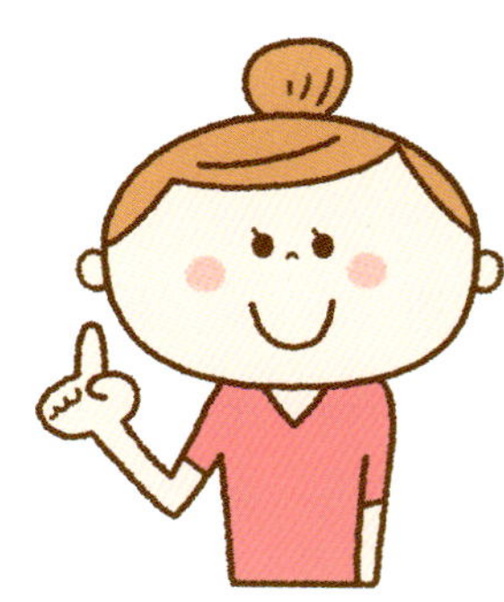

注：写真の薬は、患者さんが用いる主な薬です。患者さんによって当てはまらない場合があります。

患者さんにお伝えしたいこと・お願いしたいこと

1 血液検査結果をご持参ください。

鉄欠乏性貧血があっても、強い疲労感や倦怠感がないかぎり通常の歯科治療を受けられますが、ヘモグロビン値が 8 g/dL以上（基準値：成人男性13.5～17.5g/dL、成人女性11.5～15.0g/dL）が望ましいと言われています。そのため歯科治療の前に、最近の血液検査値を教えてください。

2 体調の良いときに来院ください。

巨赤芽球性貧血や再生不良性貧血では、白血球や血小板にも異常がみられ、感染に対する抵抗が弱くなったり（易感染性）、歯ぐきからの自然出血（出血傾向）がみられることがあります。これらの疾患の場合には、全身状態の改善がみられてから歯科受診をお勧めします。さらに、歯科治療を開始する前には、貧血の状態、治療状況など主治医（お医者さん）からの情報を取り寄せます。

column
立ちくらみは貧血の症状？

貧血では、酸素を運ぶヘモグロビンが血液中に少ないので、臓器や組織に運ばれる酸素量が低下します。その結果、動悸、息切れ、顔面蒼白、疲労感、立ちくらみなどの症状が現れます。

一方、急に立ちあがったり、立ち続けたりすることで、めまいや立ちくらみが起こることを「一過性の起立性低血圧」と言います。また、歯科治療に対する恐怖、不安、不信感などがある状態で歯の麻酔をすると、刺入による痛みが引き金となり急激に血圧が上がります。すると、人間の体は血圧を下げようとする働きが起きます。血圧を下げるための迷走神経が緊張状態になると、持病などに関係なく、急激に血圧が下がり貧血のような症状を起こします。これは副交感神経緊張による一過性の低血圧であり、「脳貧血発作」「血管迷走神経反射」と言います。これらは低血圧によるものなので貧血とは言わず、対処法も異なります。

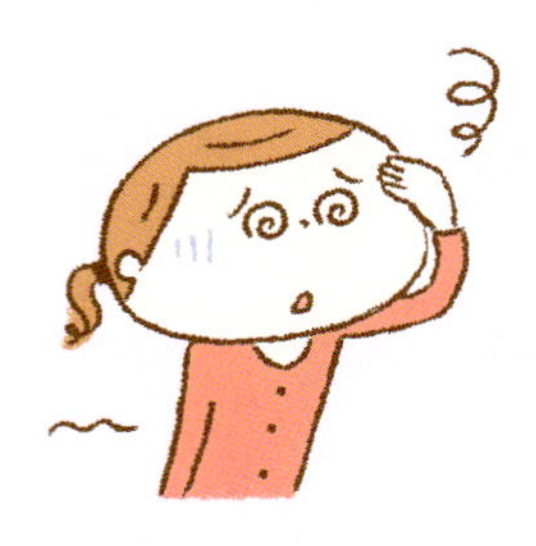

14

血小板減少症（けっしょうばんげんしょうしょう）・血友病（けつゆうびょう）がある患者さん

守安克也／鶴見大学歯学部小児歯科学講座

血小板減少症や血友病は、「血が止まりにくい」や「ささいな怪我でも出血しやすい」といった出血症状がみられる病気です。

「血小板減少症」は、出血を止める「血管」「血小板」「血液凝固（ぎょうこ）因子」の３つの要素のうち、なんらかの原因で血液中の血小板数が過度に少なくなる病気です。血小板数が減ると、小さな傷でも血が止まらなくなったり、皮膚に小さな赤い斑点（点状出血）やあざ（斑状出血）がみられることがあります。

「血友病」は、出血したときに血を固めるための「血液凝固因子」というタンパク質が生まれつき不足または欠乏している病気です。このため、一度出血をすると、血が止まるまでに時間がかかります。血小板減少症のような皮膚にみられる出血斑よりも、関節内出血のような体の内部での出血が多くみられる病気です。

こんなお薬、使用していませんか?

炎症や体の免疫を抑えたりする薬　副腎皮質ステロイド

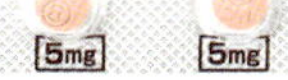

プレドニン
（プレドニゾロン）

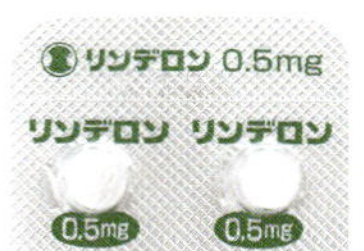

リンデロン®
（ベタメタゾン）

不足している血液凝固因子を補う薬　凝固第Ⅷ因子製剤

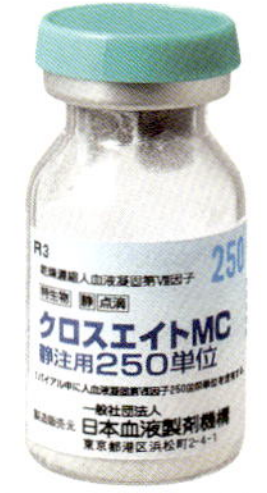

クロスエイト MC
（血漿由来第Ⅷ因子製剤）

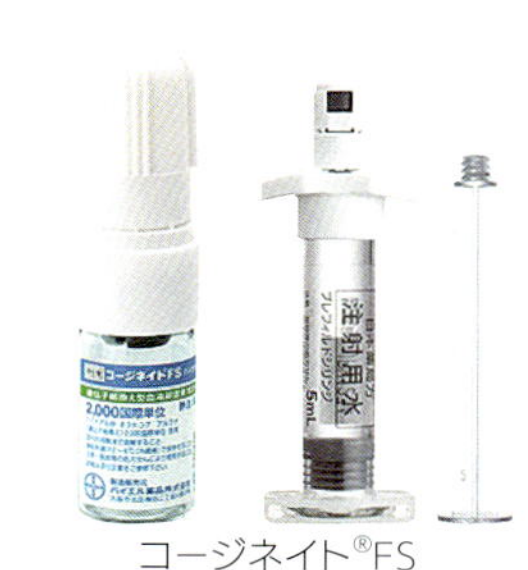

コージネイト®FS
（遺伝子組み換え第Ⅷ因子製剤）

服用薬Check Point

解熱や鎮痛の目的でイブプロフェン、アスピリン、インドメタシンを服用すると、血小板の機能を障害し出血症状を悪化させるおそれがあるので、避ける必要があります。服用する場合は、医科主治医に相談してください。アセトアミノフェンが主成分の解熱鎮痛薬は、服用しても問題はありません。

症状や治療などについて教えてください。

- □ 体に内出血（点状、斑状）はありますか?
- □ 体の関節や筋肉に血腫ができやすいですか?
- □ 歯ぐきからの出血や鼻出血はありますか?　止まりにくいですか?
- □ 口の中に血の塊（血腫）はありますか?
- □ 抜歯後に止血しにくいことはありましたか?
- □ 血液の検査をしましたか?　最近の血液検査での血小板数や凝固因子レベルはいくつでしたか?
  （　　/μL）（　　%活性）
- □ ご家族に出血傾向のある方はいますか?
- □ どんな薬を服用していますか?　副腎皮質ステロイドや免疫抑制剤を服用していますか?
  凝固因子製剤を補充していますか?
- □ 現在治療を受けている病院や主治医の名前と連絡先はわかりますか?
  （　　　　病院　　　　科　　　　先生　TEL：　　　　　）

注：写真の薬は、患者さんが用いる主な薬です。患者さんによって当てはまらない場合があります。

患者さんにお伝えしたいこと・お願いしたいこと

1 血液検査結果をご持参ください。

血小板や凝固因子に異常が存在する血小板減少症や血友病などでは、歯周病の治療をしても歯ぐきから出血が続いたり、抜歯などの歯科治療において止血が困難だったりします。そのためこれらの治療を受けている方は、主治医（お医者さん）と連携し、最近の血液検査結果の確認させていただきます。

2 病院歯科をご紹介する場合があります。

血小板減少症の急性期では歯科治療は禁忌ですが、慢性期で血小板数が5万/μL以上であれば、歯科治療には問題ないとされています。しかし、凝固異常をともなっていたり血小板数が5万/μL以下の場合には出血しやすく、病院の歯科口腔外科などを紹介し治療を受けてもらいます。血友病では、観血的処置は処置の大小にかかわらず凝固因子の補充療法が必要であり、病院の歯科口腔外科などを紹介します。

3 日頃から、お口の中を清潔に保つようにしましょう。

重度のむし歯や進行した歯周病では、出血傾向がさらに悪化してしまいます。歯と歯ぐきのお手入れは、出血のリスクを減らす大切な習慣です。日頃から右に示す予防を行うように心がけてください。

- 食後の歯ブラシによる清掃
- デンタルフロスや歯間ブラシによる清掃
- フッ化物配合の歯磨き粉の利用
- 甘味食品や飲料の適切な摂取
- 定期的な歯科健診

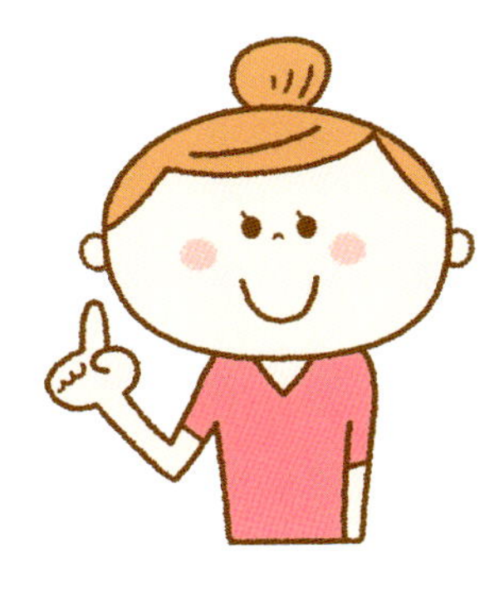

15

膠原病（こうげんびょう）関節（かんせつ）リウマチ などがある患者さん

山口秀紀／日本大学松戸歯学部歯科麻酔学講座

本来は、体内に侵入した異物を認識し排除するための役割である免疫機能が、自分自身の正常な細胞や組織を異物として認識してしまい、自分の細胞が攻撃されて障害を起こす疾患を総称して「自己免疫疾患」と言います。そのうち、関節リウマチやシェーグレン症候群など全身に影響が及ぶものを「全身性自己免疫疾患」と言い、特発性血小板減少症やバセドウ病など特定の臓器だけが影響を受けるものを「臓器特異的疾患」と言います。

こんなお薬、使用していませんか？

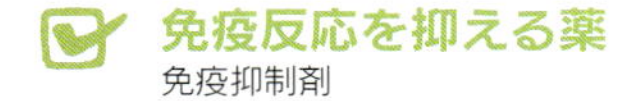

免疫反応を抑える薬

免疫抑制剤

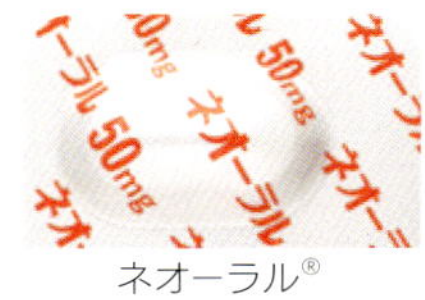

ネオーラル®
（シクロスポリン）

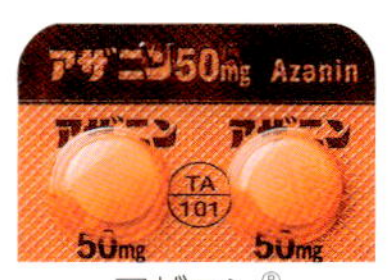

アザニン®
（アザチオプリン）

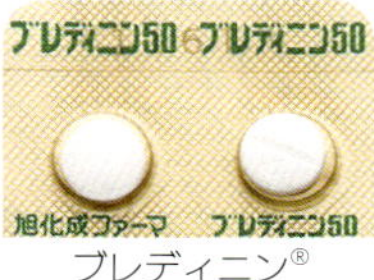

ブレディニン®
（ミゾリビン）

炎症や腫れ、痛みを抑える薬

副腎皮質ステロイド

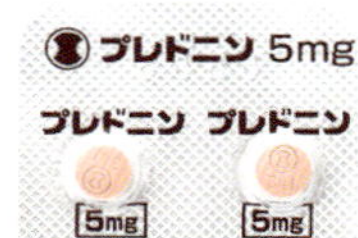

プレドニン
（プレドニゾロン）

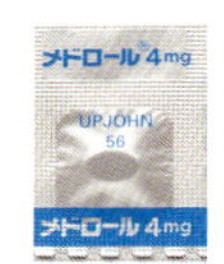

メドロール®
（メチルプレドニゾロン）

免疫の異常を改善し炎症を抑える薬

抗リウマチ薬（DMARD）

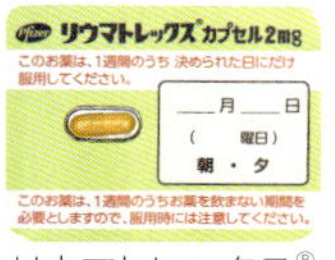

リウマトレックス®
（メトトレキサート）

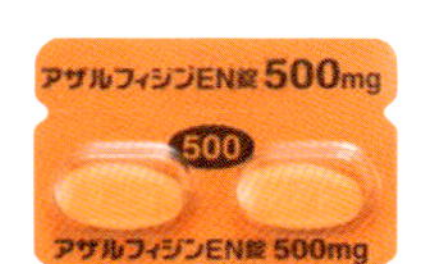

アザルフィジン®EN
（サラゾスルファピリジン）

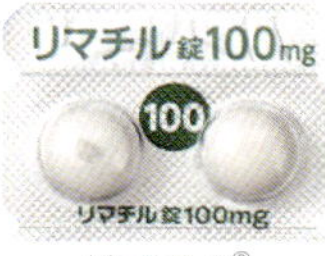

リマチル®
（ブシラミン）

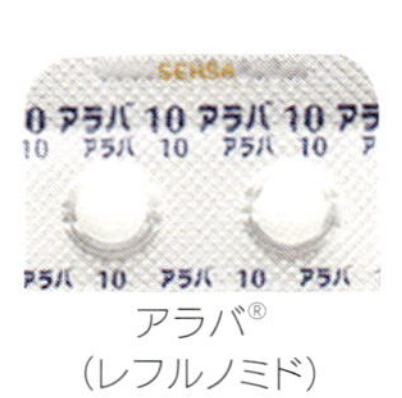

アラバ®
（レフルノミド）

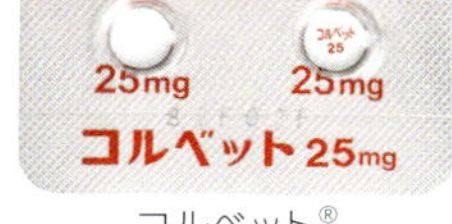

コルベット®
（イグラチモド）

炎症や関節の破壊を抑える薬

生物学的製剤（注射薬）

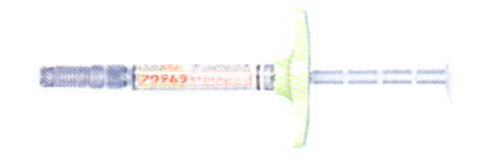

アクテムラ®
（トシリズマブ）

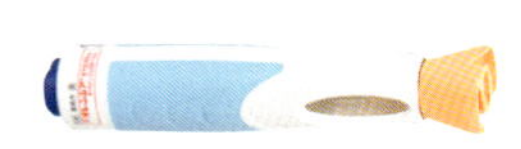

オレンシア®
（アバタセプト）

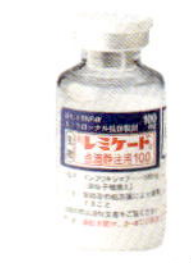

レミケード®
（インフリキシマブ）

ヤヌスキナーゼ（JAK）阻害薬

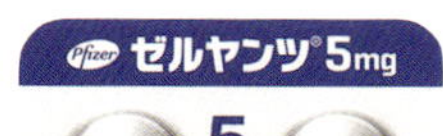

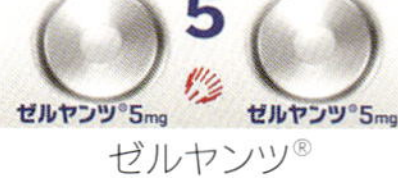

ゼルヤンツ®
（トファシチニブクエン酸塩）

腫れや痛みを抑える薬

非ステロイド性消炎鎮痛薬（NSAIDs）

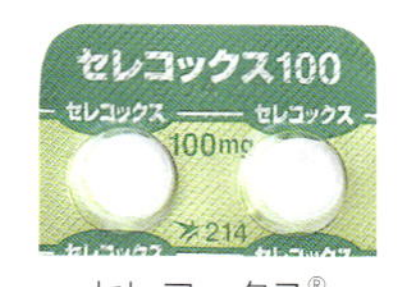

セレコックス®
（セレコキシブ）

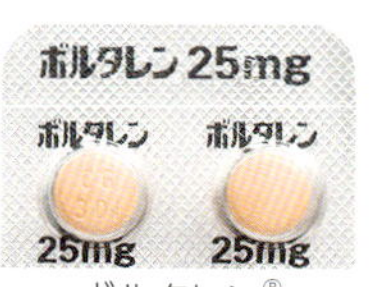

ボルタレン®
（ジクロフェナクナトリウム）

服用薬Check Point

自己免疫疾患にはさまざまな疾患があり、使用される薬剤も多岐にわたります。関節リウマチでは、非ステロイド性消炎鎮痛薬、副腎皮質ステロイド、抗リウマチ薬（DMARD）、生物学的製剤、JAK阻害薬などが用いられます。それぞれの薬で、歯科治療の及ぼす影響を考慮する必要があります。注射薬を含め使用している薬物を必ず歯科医師にお伝えください。

注：写真の薬は、患者さんが用いる主な薬です。患者さんによって当てはまらない場合があります。

症状や治療などについて教えてください。

- □ どのような自己免疫疾患ですか？
- □ 現在どのような症状がありますか？
  筋症状（筋力低下、筋痛）、呼吸器症状（咳、息切れ）、眼症状（乾燥感、異物感、視力異常）、循環器症状（動悸、高血圧）、消化器症状（口内炎、食欲低下、腹痛）、神経症状（運動・知覚異常、麻痺）、リンパ節腫脹、皮下結節など
- □ 病歴をくわしく教えてください。
- □ どんな薬を服用していますか？
- □ 最近、血液検査はしましたか？
- □ 炎症の増悪や発熱はありませんか？
- □ 倦怠感、関節痛、手のこわばり、皮膚粘膜が乾くなどの症状はありませんか？
- □ 服用薬の飲み忘れや中止はありませんか？
- □ 免疫抑制剤の副作用（高血圧、歯ぐきの腫れ、震え、吐気など）はありませんか？

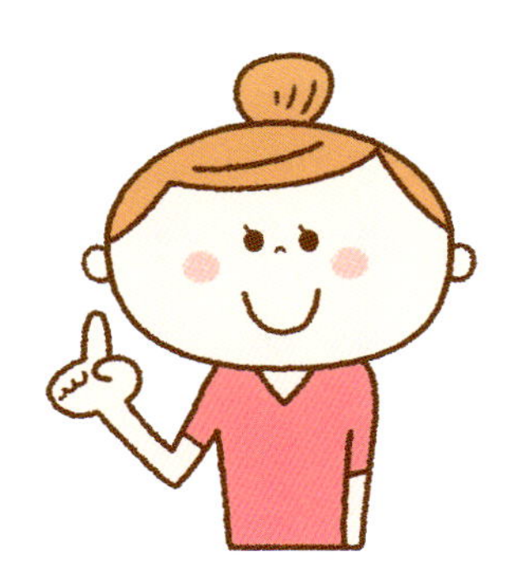

患者さんにお伝えしたいこと・お願いしたいこと

1 服用薬や注射薬をお知らせください。

お薬手帳をお持ちでしたらご持参ください。免疫抑制剤や副腎皮質ステロイドを長期服用している場合は、感染防御力が低下するため、お口の感染症を引き起こす可能性があります。また抗リウマチ薬では血液障害、間質性肺炎、口内炎などの副作用に注意して歯科治療を行う必要があります。生物学的製剤でも感染症への注意が必要となります。服用している薬剤は必ず歯科医師に伝えてください。

歯科治療の内容によっては、感染予防のために抗菌薬が処方されることがあります。その際は、歯科医師の指示に従って服用してください。

抜歯などを行った場合は、歯科医院から痛み止めとして消炎鎮痛薬が処方されることがあります。関節リウマチなどの治療として服用している消炎鎮痛薬がある場合は、服用量が多くなってしまうことがありますので、必ず歯科医師に伝えてください。

2 検査結果をご持参ください。

最近の血液検査結果があれば教えてください。疾患に特異的な検査結果があれば確認し、必要に応じて内科主治医と連携して病状を確認した後に治療を行います。

代表的な検査項目の概要

自己免疫疾患	検査項目
関節リウマチ	リウマチ因子、抗CCP抗体
全身性エリテマトーデス	抗核抗体
橋本病	抗マイクロゾーム抗体、抗サイログロブリン抗体
1型糖尿病	抗ランゲルハンス島抗体
重症筋無力症	抗アセチルコリンレセプター抗体

3 治療は症状が落ちついているときに行います。

歯科治療時のストレスや、外科的な処置のストレスは自己免疫疾患の症状を悪化させる可能性があります。歯科治療は体調の安定している時期に行います。

久保山裕子／公益社団法人日本歯科衛生士会
常務理事、歯科衛生士

膠原病や関節リウマチなどがある患者さんへ

ケアの道具や歯磨き方法などを工夫するとよいでしょう。

お口のすみずみまで歯ブラシで磨くためには、手首を動かし歯ブラシを細かく動かすことが必要です。しかし関節リウマチの方では、手指の関節の痛みや腫れ、朝の関節のこわばりなどのため、手を動かすのが難しいことがあります。症状が進むと手指の変形や筋力が低下するといったことから、歯ブラシを握ることや動かすことが難しくなることも考えられます。ご自分に合った歯磨きのタイミングや、お口の状態・病気の症状に合わせてケアの道具や歯磨き方法などを工夫することが必要です。

ポイント❶

痛みがあるときは、歯ブラシを両手で支えましょう。

ポイント❷

歯ブラシの持ち手が太く、握りやすいものもあります。

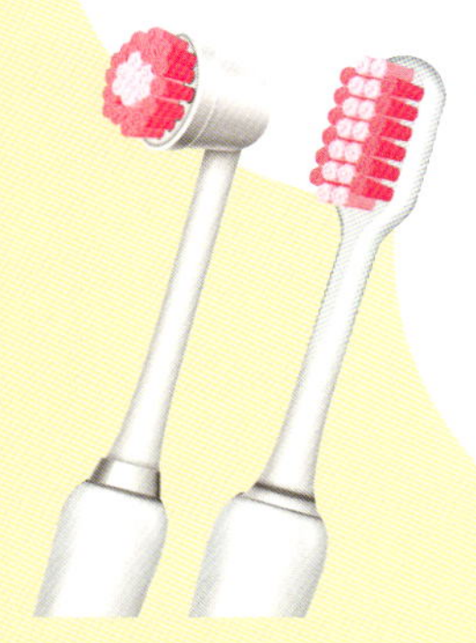

ポイント❸

細かい動きが難しいときは、電動歯ブラシを使うのもよいでしょう。電動ブラシには多くの種類があります。重さ・動き方・振動の強さにも違いがあります。使いやすく歯垢を落としやすいものを選んでください。歯科衛生士に相談するのも良い方法です。

ポイント❹

洗面所に立つのが辛いときには座って歯磨きできるようにいすを用意したり、うがい容器を準備するなど、自分にとって楽な姿勢を考えてみましょう。

ポイント❺

上記と合わせて歯科医院でのプロフェッショナルクリーニングをお勧めします。自分では行き届かない歯周ポケットの中まで歯垢を取り除き、歯ぐきの状態が良くなるとともにセルフケアが楽になります。ご自分だけでお口を管理するのではなく歯科医師・歯科衛生士と一緒にお口の健康を守っていきましょう。介護が必要で通院できない方には、ご自宅に歯科衛生士が訪問して口腔ケアを行う制度があります。かかりつけ歯科医またはケアマネジャーにご相談ください。

トラブル時の対処法

❶口が渇く

シェーグレン症候群の方は唾液の出が悪くなり、お口が乾燥します。そのため「食べる」や「話す」がしにくくなります。お口の渇きが気になったら「口が渇いたときの対処法」(52ページ)を参考にしてください。

❷口内炎

ベーチェット病の方は口内炎(口腔粘膜のアフタ性潰瘍)ができることがあります。痛くて食事が摂れなくなる前に、お医者さんや歯科医師に相談しましょう。口の中の粘膜は唾液によって保護されています。唾液分泌が悪いときは、口腔湿潤剤などを使って粘膜を保護することもできます。痛くて歯磨きができないときは、洗口液や生理食塩水で1～2時間ごとにうがいをするなど、歯磨き以外にお口をケアする方法もありますので歯科医師・歯科衛生士にお尋ねください。

MEMO

久保山裕子／公益社団法人日本歯科衛生士会
常務理事、歯科衛生士

膠原病や関節リウマチなどがある患者さんへ

唾液はお口を守る大切なエキスです。

唾液はお口を守る働きをしています。そのため口が渇くとさまざまな支障が起こります。その１つは自浄作用が低下して口の中が汚れやすくなるため、むし歯や歯周病にかかりやすく、風邪などのウイルスなどにも感染しやすくなります。健康を守るため舌の運動をする、よく噛んで食べるなど、唾液分泌を促しましょう。

唾液の働き

口の中の中和作用
消化作用
咀嚼・嚥下を助ける湿潤作用
自浄作用
殺菌・抗菌作用
歯の再石灰化
粘膜の保護

口が渇いたときの対処法

口が渇くと食べること以外にも声が出にくい、話がしにくいなど生活の中で不便なことがあります。そんなときにできるのは、舌を動かして唾液を出す方法です。右ページのお口の体操を参考にしてください。また、口の中の上あご部分（口蓋）を舌でリズミカルに押したり、頬の内側を左右に舌で押したりすると唾液が出て、話しやすくなります。食べる前にも準備運動として行いましょう。

口が潤うためにできること

口で呼吸をしない
室内を乾燥させない
水分補給をする
口・舌を動かす

保湿剤の使用の検討

口の渇きが強いときには唾液の代わりとなる保湿剤の使用も検討してください。液状の保湿剤を舌の上や両頬の内側にスプレーして、舌で口の中にまんべんなく伸ばすと渇きが和らぎます。口の体操をするときに使用すると動かしやすくなります。

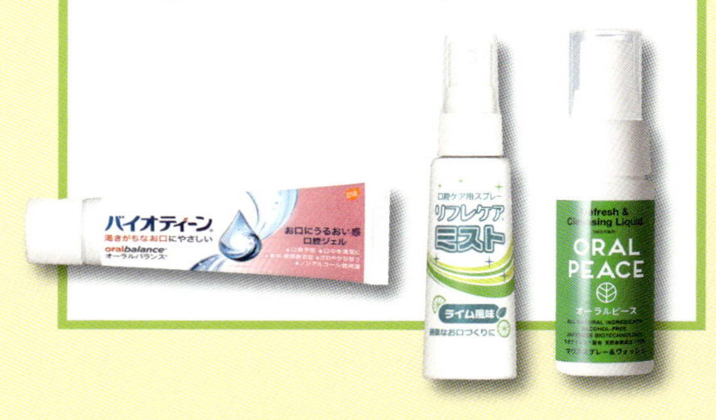

食べるときの工夫

食べ物は、口の中で咀嚼しながら唾液と混ざることで飲み込みやすくなります。ですから唾液が少なくなると、噛みにくい、飲み込みにくいなど、食べることに不具合が起こります。また、唾液が少ないと味がわかりにくいため、食事がおいしく感じられないということもあります。ゆっくり、よく噛んで食べましょう。水分を含んだ物やトロミがついている食品は、味がわかりやすく飲み込みやすくなります。しかし固い食品は口の中を傷つけることもありますし、乾いた物は食べにくいので注意して食べましょう。食事の前に口を潤わしてから食べると食べやすくなります。またお口のケアを心がけることも大切です。

歯磨きで注意すること

- 歯磨きをする前にうがいをして粘膜を潤しましょう。
- 歯ブラシは軟かめのものを使用しましょう。
- 粘膜を傷つけないように力を入れずに磨きましょう。
- デンタルリンスなどを使う場合には、アルコールが含まれていないものを使用しましょう。
- 歯磨き後、保湿を心がけましょう。

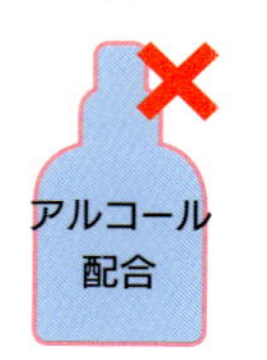

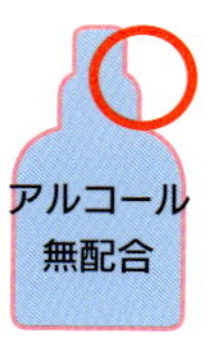

お口の体操あれこれ

唾液腺マッサージ

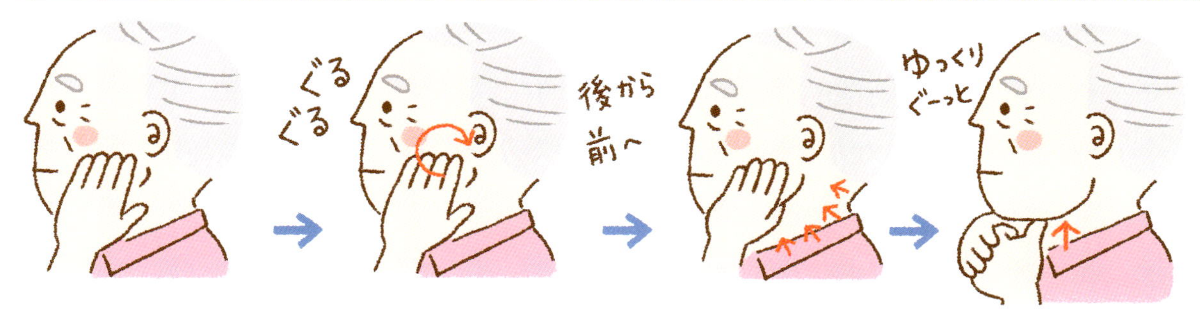

人差し指から小指までの 4 本の指を頬にあてます。

4 本の指で上あごの奥歯あたりを回します（10回）。

あごの骨の内側の軟らかい部分を親指で上へ突き上げるように押します（耳の下からあご先まで 5 ヵ所程度を25回）。

両手の親指をそろえ、あごの真下から上へ舌を突き上げるように押します。

舌体操

舌を意識して動かします。
好きな音楽に合わせて
やってみましょう！

●お口を閉じて行う体操

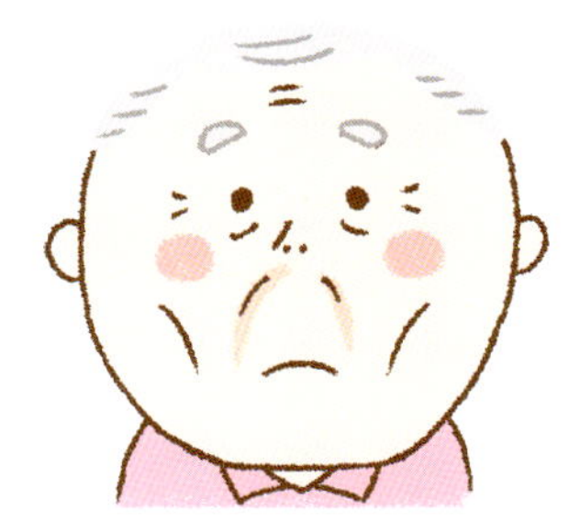

お口の中で、
ベロで上唇を押します。

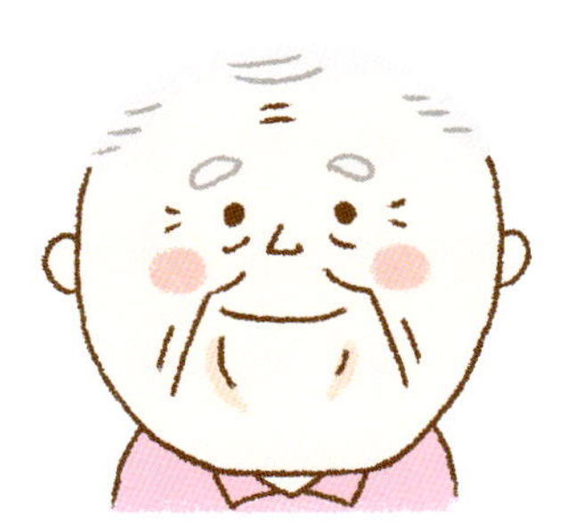

お口の中で、
ベロで下唇を押します。

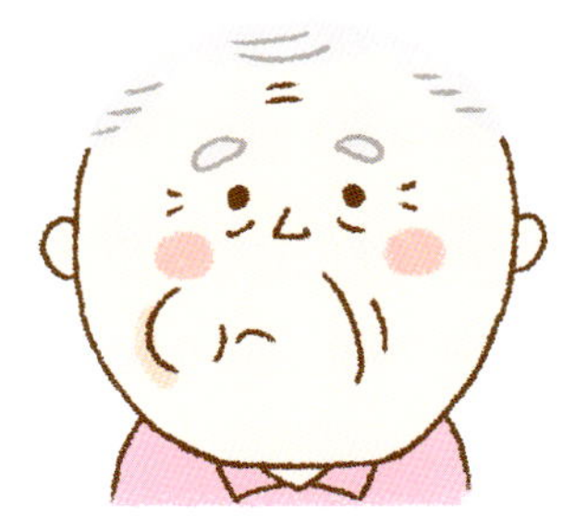

ベロで左右と頬を押します。
そして回転させます。

●舌を出して行う体操

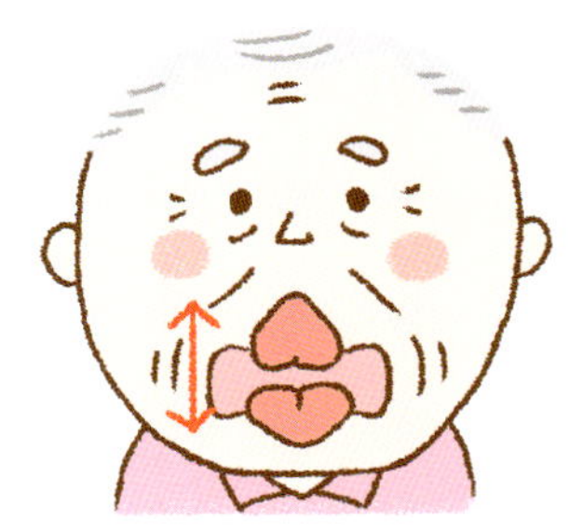

ベロを出して、
上下に動かします。

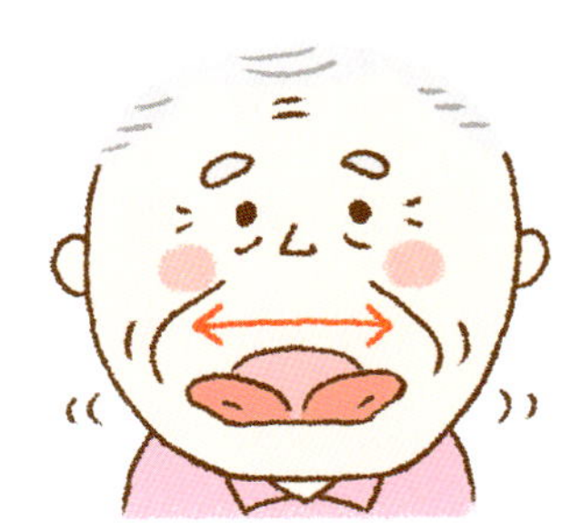

ベロを出して、
左右に動かします。

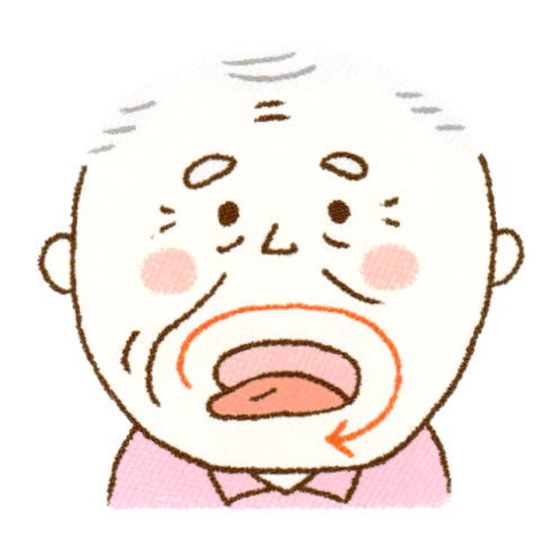

ベロを出して
グルッと回します。

16

発達障がい（はったつしょうがい）

がある患者さん

守安克也／鶴見大学歯学部小児歯科学講座

「発達障がい」は、生まれつき脳機能の障がいがあり、乳幼児期に発達の遅れが生じて、心身の健全な機能を獲得するのが困難となる障がいを総称したものです。症状の特徴により主に自閉スペクトラム症、注意欠如・多動症（ADHD）、限局性学習症（LD）、知的能力障がいに大別され、合併することもあります。

服用薬Check Point

抗精神病薬のリスパダール®やエビリファイ®を服用している方が、アドレナリンを併用すると血圧が低下する副作用があり、併用禁忌とされています。歯科治療時に麻酔する際には、アドレナリンが添加されている麻酔薬が多く用いられています。抗精神病薬を常用薬にしている方はアドレナリンが添加されていない麻酔薬を用いる必要があります。服用薬は必ず歯科医師にお伝えください。

こんなお薬、飲んでいませんか？

幻覚や妄想を軽減したり、不安や緊張を緩和したりする薬

抗精神病薬

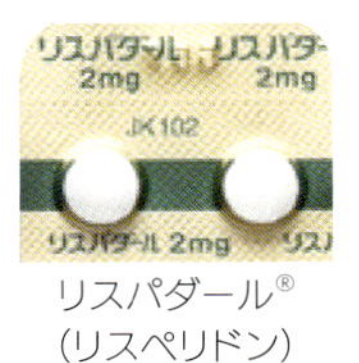

リスパダール®
（リスペリドン）

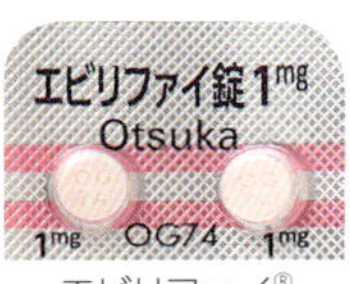

エビリファイ®
（アリピプラゾール）

多動や不注意による困りごとを改善する薬

注意欠陥/多動性障害治療薬

- ●コンサータ®（メチルフェニデート塩酸塩）
- ●ストラテラ®（アトモキセチン塩酸塩）
- ●インチュニブ（グアンファシン塩酸塩）

どのような障がいがありますか？

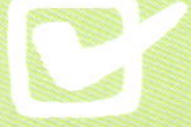

自閉スペクトラム症

- □ 対人関係を築くことが苦手
- □ コミュニケーションが苦手
- □ 言葉の発達の遅れ
- □ こだわりが強い
- □ 音や接触に対して敏感

注意欠如・多動症（ADHD）

- □ 落ちつきがない（多動）
- □ 集中できない（不注意）
- □ 考えるよりも先に動く（衝動的）
- □ しゃべりすぎる（多弁）
- □ 忘れ物や紛失が多い（不注意）

限局性学習症（LD）

- □ 読み・書きができない
- □ 計算や推論ができない
- □ 聞く、話すことができない

症状や治療などについて教えてください。

- □ 1歳6ヵ月児検診や3歳児検診で、言葉や運動発達の遅れを指摘されたことはありましたか？
- □ 声をかけると、視線を合わせますか？
- □ こだわりは強いですか？（例：本やおもちゃを並べる順序が決まっているなど）
- □ パニックを起こすことはありますか？（例：気に入らないことがあると気が静まらないなど）
- □ 幼稚園や学校での生活状態はどうですか？
  （例：1人遊びを好んだり、ほかの子どもたちの中に入れないなど）
- □ 日常生活では介助が必要ですか？
- □ 医科（お医者さん）を受診していますか？
- □ 薬を服用していますか？
- □ 関連して起きている病気はありますか？
- □ 過去に歯科医院を受診したことはありますか？
  あれば治療時の状態はどうでしたか？（例：暴れてネットで抑制した、抑えつけたなど）

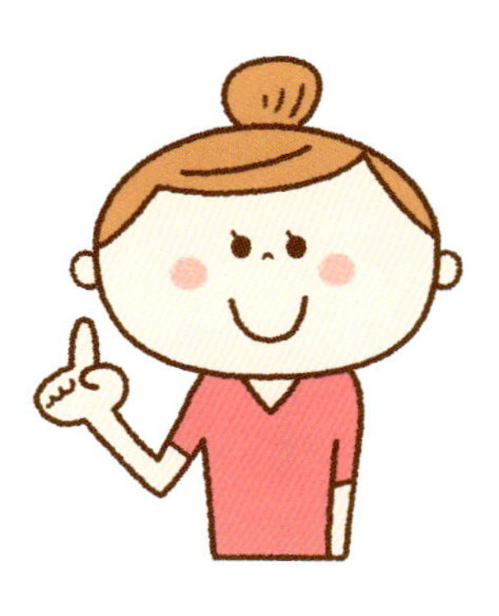

注：写真の薬は、患者さんが用いる主な薬です。患者さんによって当てはまらない場合があります。

患者さんにお伝えしたいこと・お願いしたいこと

1 むし歯や歯周病に注意しましょう。

発達障がいのある方のお口の状態は、健常児と変わりありません。しかし、口腔清掃状態が不十分であったり、食習慣が不規則になりやすいため、多数のむし歯や重度の歯肉病に罹患していることが多くみられます。

2 歯科治療時に特別な対応をすることがあります。

発達障がいのある方の歯科治療では、言語によるコミュニケーションが得にくく、環境変化への適応性が未熟であるため、歯科医院では絵カードを使うなど、処置時に工夫をしています。

また、歯科治療への適応が困難な場合、精神鎮静法や全身麻酔下で行うこともあります。

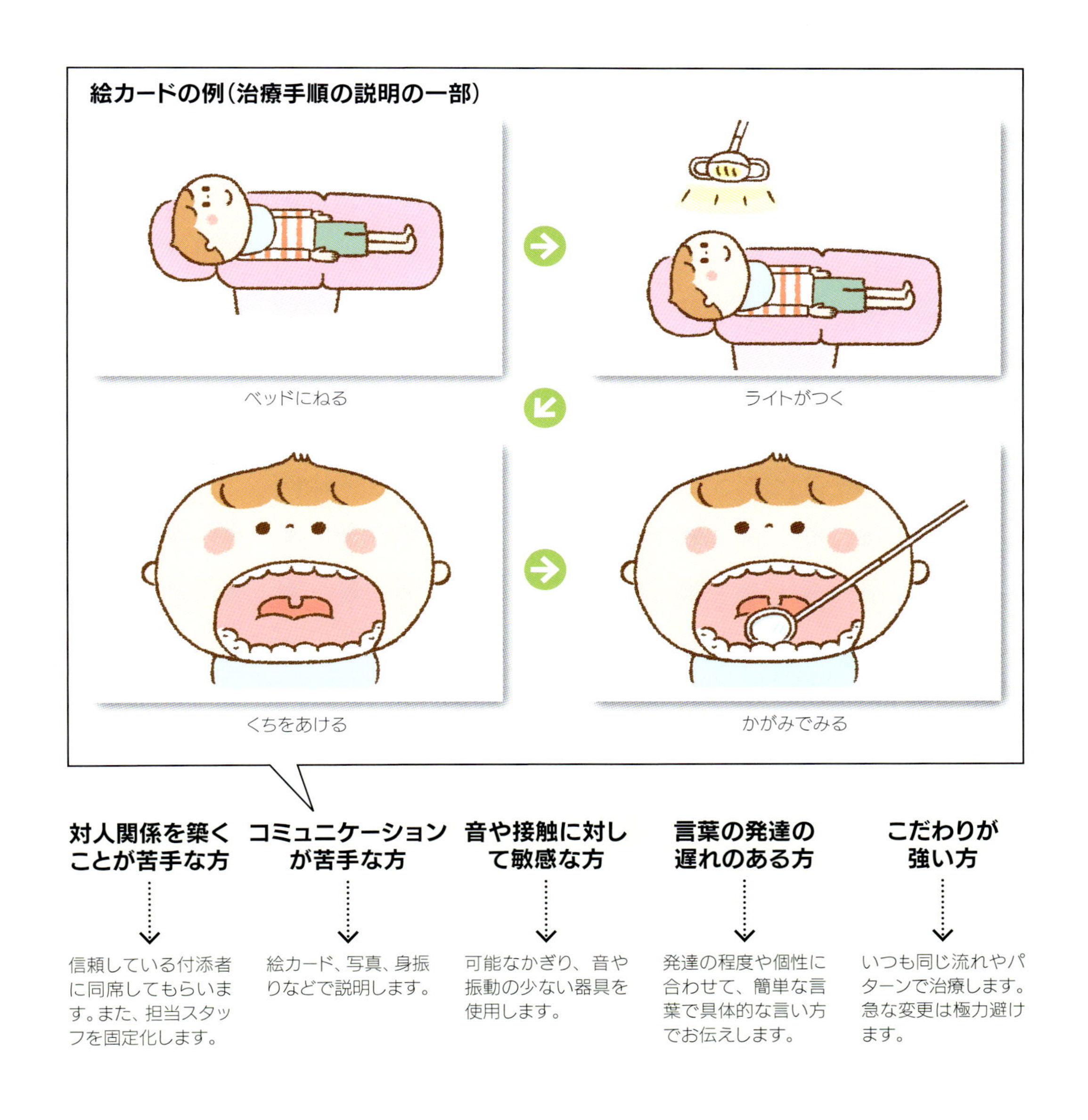

絵カードの例（治療手順の説明の一部）
ベッドにねる
ライトがつく
くちをあける
かがみでみる
対人関係を築くことが苦手な方
信頼している付添者に同席してもらいます。また、担当スタッフを固定化します。
コミュニケーションが苦手な方
絵カード、写真、身振りなどで説明します。
音や接触に対して敏感な方
可能なかぎり、音や振動の少ない器具を使用します。
言葉の発達の遅れのある方
発達の程度や個性に合わせて、簡単な言葉で具体的な言い方でお伝えします。
こだわりが強い方
いつも同じ流れやパターンで治療します。急な変更は極力避けます。

17

てんかん

がある患者さん

守安克也／鶴見大学歯学部小児歯科学講座

「てんかん」は、さまざまな原因によってもたらされる慢性の脳の障害で、てんかん発作を繰り返す病気です。およそ人口の0.5～1.0％にみられ、子どもの精神疾患ではもっとも頻度が高く、80％が18歳以前に発症します。

てんかん発作というと、全身のけいれんや強直、意識の喪失（全般発作）のイメージがありますが、意識喪失をともなわないか、あってもごく短時間のもの、感覚や運動に変化がみられたりするもの（部分発作）もあり、きわめて多様な症状を示します。

てんかん治療の主体は、抗てんかん剤による薬物療法です。ただし、薬物療法を行っているにもかかわらず発作がみられることもあります（難治性てんかん）。

服用薬Check Point
お口に影響が出るお薬もあります。
どのようなお薬を服用しているのか、
また発作が続いている場合には、
歯科医師に必ずお伝えください。

こんなお薬、飲んでいませんか？

脳の神経細胞の興奮を落ちつかせる薬　抗てんかん剤：部分発作用

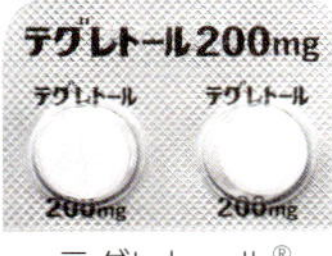

テグレトール®
（カルバマゼピン）

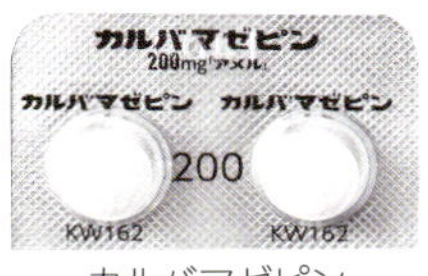

カルバマゼピン
（カルバマゼピン）

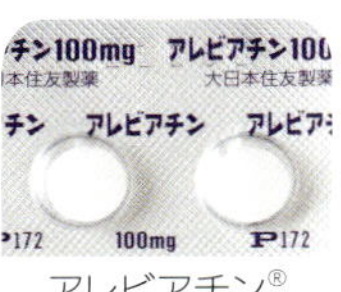

アレビアチン®
（フェニトイン）

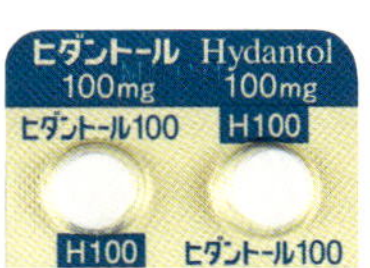

ヒダントール®
（フェニトイン）

脳の神経細胞の興奮を落ちつかせる薬　抗てんかん剤：全般発作用

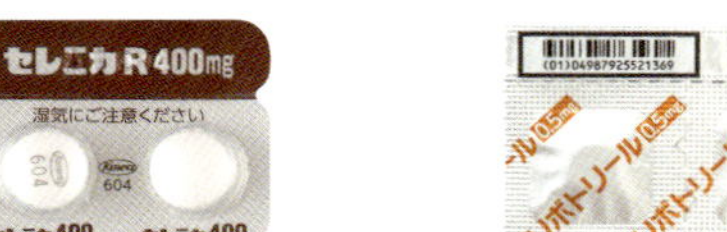

セレニカ®R
（バルプロ酸ナトリウム）

リボトリール®
（クロナゼパム）

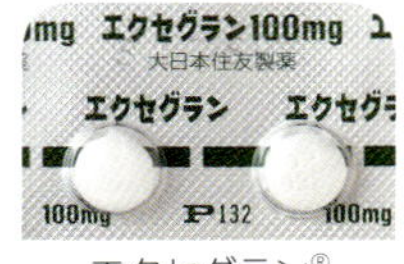

エクセグラン®
（ゾニサミド）

症状や治療などについて教えてください。

- ☐ 今までにてんかん発作が起きたことはありますか？
- ☐ いつ発作が起きましたか？（　　歳　　ヵ月）
- ☐ 最後に起きたのはいつ頃ですか？（　　年　　月　　日）
- ☐ どのくらいの頻度で発作は起きますか？（　　回／年、　　回／月、　　回／日）
- ☐ どのくらいの時間、発作が継続しますか？（　　秒　　分）
- ☐ 発作の前兆はありますか？　どのような前兆ですか？
- ☐ 発作の誘発因子はありますか？
- ☐ どのような発作が起きますか？
- ☐ 発作後はどうなりますか？
- ☐ どんな薬を服用していますか？
- ☐ 主治医（お医者さん）から緊急カードを受け取っていますか？

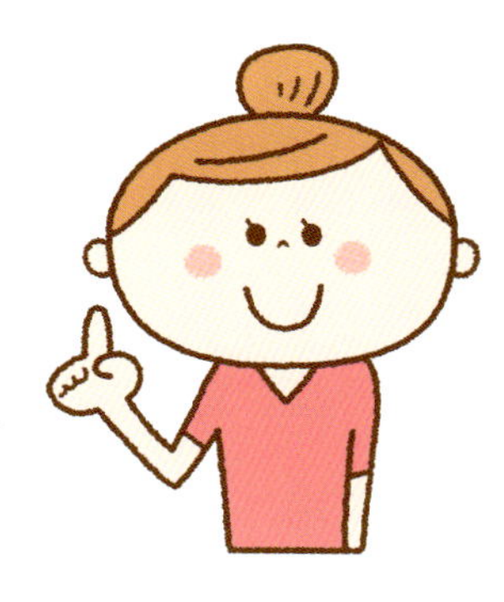

注：写真の薬は、患者さんが用いる主な薬です。患者さんによって当てはまらない場合があります。

患者さんにお伝えしたいこと・お願いしたいこと

1 毎回の来院時には、服用薬をお知らせください。

一般的に、てんかんのある患者さんへの歯科治療の内容に変更や制限はありません。歯科治療時には、発作の誘発因子に留意して、患者さんの様子を注意深く観察しながら治療を進めていきます。また、常用薬の服用忘れ、常用薬の減量、種類の変更時にけいれん発作が生じることがあります。歯科治療当日、抗てんかん剤の服用や常用薬の変更の有無を確認させていただきます。

2 歯ぐきが腫れる場合があります。

抗てんかん剤の副作用には眠気、ふらつき、多毛、脱毛、唾液分泌過多などがあります。フェニトイン（アレビアチン®、ヒダントール®）やバルプロ酸（デパケン®、セレニカ®R）を長期服用している方では、歯肉増殖（歯ぐきの腫れ）を生じることがあります。徹底した歯磨きを行うことが大切です。

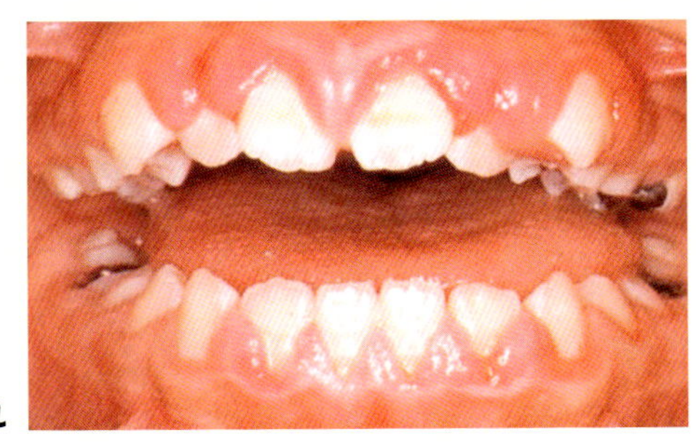

抗てんかん剤による歯ぐきの腫れ

3 発作を誘発するものを教えてください。

てんかん発作は、前触れなしに突然起こるものもありますが、発作の起こりやすい時間帯や誘発させる要因がはっきりしているものもあります。誘発因子には光（テレビのチカチカした光、木漏れ日、水面の光）、音（門扉の開閉音、大きい不意の物音）、身体接触、入浴、予期しない人や物との接触などがあります。過労や飲酒、睡眠不足などといった生活の乱れも、てんかん発作のきっかけになります。

光の感覚性によって起こる発作を、「光感受性発作」と言います。光感受性発作は、特異性発作誘発因子による発作の中でも、特に多い発作です。あらかじめ誘発因子がわかっていれば、歯科診療時においてその原因を回避することで、発作の発現を抑制することができます。

4 手帳や緊急カードをご持参ください。

日本てんかん学会作成の緊急カード

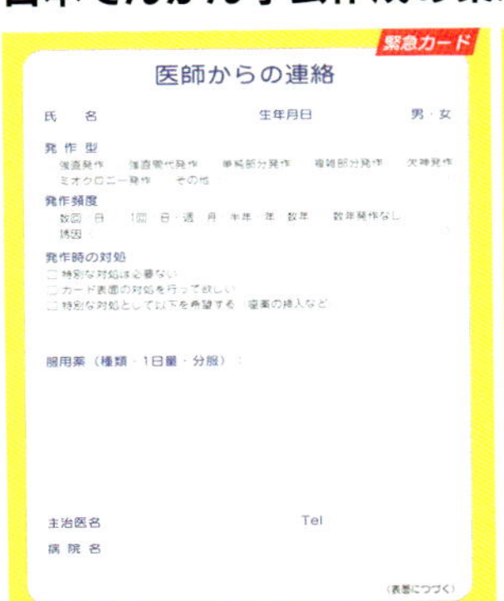

緊急カード

医師からの連絡

氏　名　　生年月日　　男・女

発作型
強直発作　強直間代発作　単純部分発作　複雑部分発作　欠神発作
ミオクロニー発作　その他

発作頻度
数回/日　1回/日・週・月・半年・年・数年　数年発作なし
誘因

発作時の対処
□特別な対処は必要ない
□カード表面の対処を行って欲しい
□特別な対処として以下を希望する（座薬の挿入など）

服用薬（種類・1日量・分服）：

主治医名　　Tel
病院名

（裏面につづく）

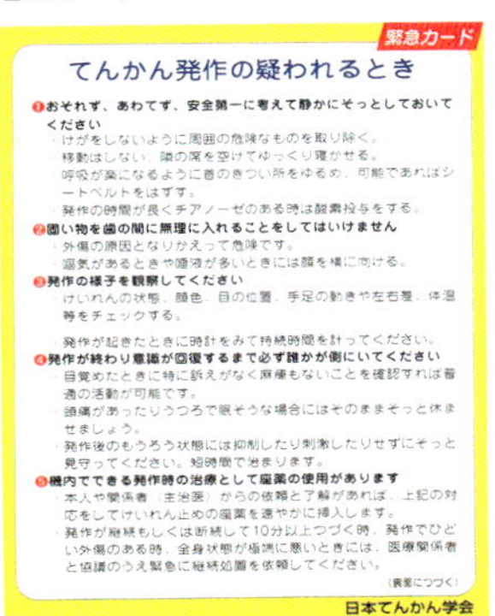

緊急カード

てんかん発作の疑われるとき

❶おそれず、あわてず、安全第一に考えて静かにそっとしておいてください
・けがをしないように周囲の危険なものを取り除く。
・移動はしない。頭の下を空けてゆっくり寝かせる。
・呼吸が楽になるように首のきつい所をゆるめ、可能であればシートベルトをはずす。
・発作の時間が長くチアノーゼのある時は酸素投与をする。

❷固い物を歯の間に無理に入れることをしてはいけません
・外傷の原因となりかえって危険です。
・嘔気があるときや唾液が多いときには顔を横に向ける。

❸発作の様子を観察してください
・けいれんの状態、顔色、目の位置、手足の動きや左右差、体温等をチェックする。
・発作が起きたときに時計をみて持続時間を計ってください。

❹発作が終わり意識が回復するまで必ず誰かが側にいてください
・目覚めたときに特に訴えがなく麻痺もないことを確認すれば普通の活動が可能です。
・頭痛があったりうつろで眠そうな場合にはそのままそっと休ませましょう。
・発作後のもうろう状態には抑制したり刺激したりせずにそっと見守ってください。短時間で治まります。

❺機内でできる発作時の治療として座薬の使用があります
・本人や関係者（主治医）からの依頼と了解があれば、上記の対応をしてけいれん止めの座薬を速やかに挿入します。
・発作が継続もしくは断続して10分以上つづく時、発作でひどい外傷のある時、全身状態が極端に悪いときには、医療関係者と協議のうえ緊急に継続処置を依頼してください。

（裏面につづく）

日本てんかん学会

5 歯科医院でてんかん発作が起きたら

❶おそれず、あわてず、安全第一にそっとしておきます。けがをしないように周囲の危険なものを取り除きます。チェアーから転落しないよう安全確保に努めます。

❷ただちに処置を中止して、すべての器具を口腔内から取り除きます。

❸発作時から意識が回復するまでは注意深く見守ります。頭を横にして気道を確保し、バイタルサインを確認します。

18

自律神経失調症 抑うつ気分

がある患者さん

山口秀紀／日本大学松戸歯学部歯科麻酔学講座

「自律神経失調症」は、環境変化やストレス、生活の乱れ、疲労などにより自律神経のバランスに乱れが生じ、慢性的な疲労、だるさ、不眠、しびれ、口や喉の不快感などさまざまな症状を認めます。精神的にもイライラ、不安感などを感じ、進行すると疎外感、落ち込み、やる気がないなどの「抑うつ症状」が生じることもあります。治療法として、薬物療法、心理療法、理学療法、生活指導などが行われます。

こんなお薬、飲んでいませんか？

不安や緊張を和らげる薬　ベンゾジアゼピン系抗不安薬

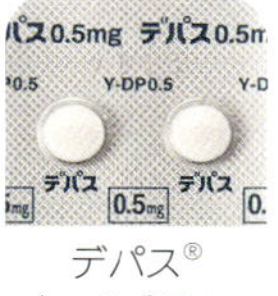
デパス®
（エチゾラム）

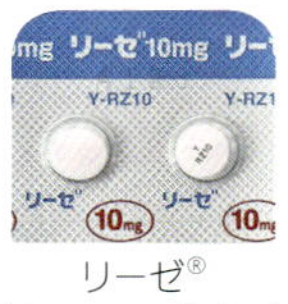
リーゼ®
（クロチアゼパム）

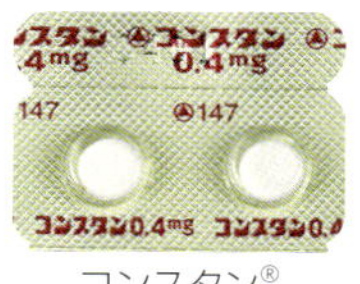
コンスタン®
（アルプラゾラム）

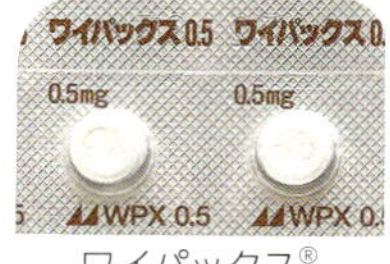
ワイパックス®
（ロラゼパム）

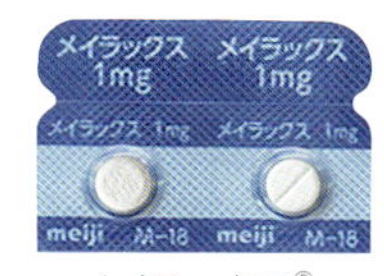

メイラックス®
（ロフラゼプ酸エチル）

自律神経を安定させる薬　自律神経調整薬

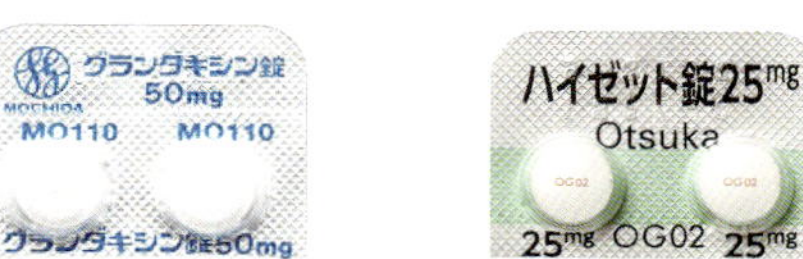

グランダキシン
（トフィソパム）

ハイゼット®
（ガンマオリザノール）

心身症や神経症に用いられる薬　セロトニン作動性抗不安薬

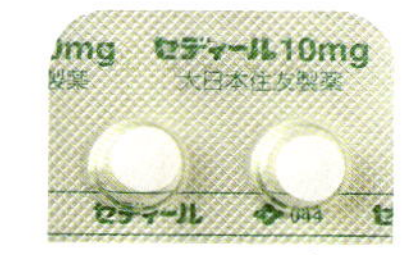

セディール®
（タンドスピロンクエン酸塩）

抑うつ気分や意欲低下を改善する薬　抗うつ薬

三環系抗うつ薬

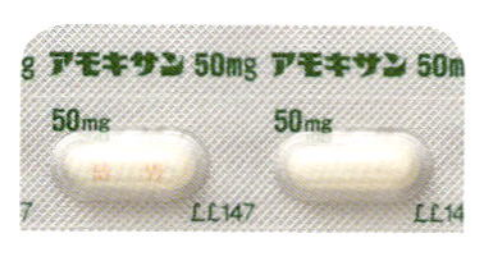

アモキサン®
（アモキサピン）

四環系抗うつ薬

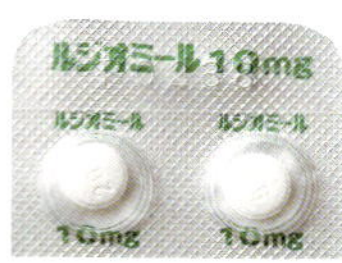
ルジオミール®
（マプロチリン塩酸塩）

選択的セロトニン再取り込み阻害剤（SSRI）

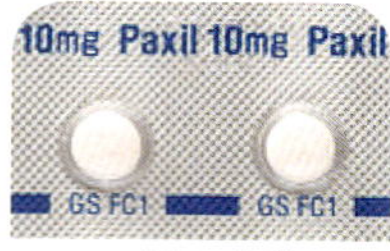

パキシル®
（パロキセチン塩酸塩水和物）

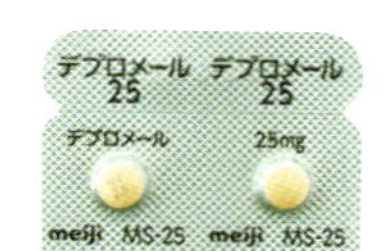

デプロメール®
（フルボキサミンマレイン酸塩）

セロトニン・ノルアドレナリン再取り込み阻害薬（SNRI）

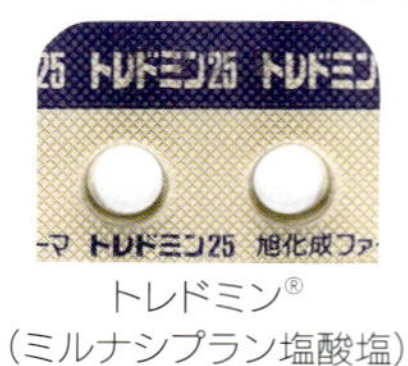

トレドミン®
（ミルナシプラン塩酸塩）

注：写真の薬は、患者さんが用いる主な薬です。患者さんによって当てはまらない場合があります。

症状や治療などについて教えてください。

- □ いつも飲んでいる薬はありますか？
- □ いつ頃から飲んでいますか？
- □ 体調はいかがですか？
- □ よく眠れていますか？　眠気が残ることはありませんか？
- □ 心配事はありませんか？

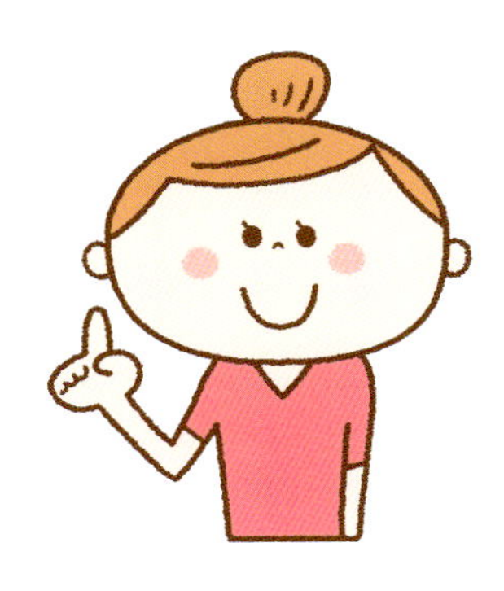

患者さんにお伝えしたいこと・お願いしたいこと

1 体調を教えてください。

薬物やカウンセリングなどにより、状態が安定していれば、通常の歯科治療に制限はありません。しかし、歯科治療内容に対する疑問や不安がある場合、それ自体がストレスになってしまう可能性もあるため、治療についてわからないこと、心配なことがあるときは、歯科医師や歯科衛生士に相談し、確認しておきましょう。

治療当日、体調がすぐれないときは、歯科医師にお伝えください。

2 口が渇くことがあります。

抗うつ薬などの向精神薬を服用している場合は、抑うつ気分に加え、薬の副作用により唾液の分泌が減少して口渇を感じることがあります。また、唾液の減少はむし歯の多発や、歯周病の悪化を引き起こすことにもつながるため注意が必要です。

3 服用薬をお知らせください。

薬物治療が行われているときは、服用している薬を教えてください。自律神経失調症に用いられる薬剤の中には、歯科治療で使用する局所麻酔薬中に含まれるアドレナリン（血管を収縮させる作用を持つ薬剤）との相互作用に注意が必要となるものがあります。また、長期間にわたり抗うつ薬を服用している場合、糖尿病になりやすいことも報告されています。薬の種類や服用期間を歯科医師、歯科衛生士に伝えてください。

column 自律神経失調症の治療

自律神経失調症の治療法として、それぞれの症状や病態によりさまざまな治療が行われます。

❶薬物療法　自律神経調整薬、抗不安薬、抗うつ薬、睡眠薬、ホルモン剤、ビタミン剤などが用いられます。

❷心理療法　カウンセリングや音楽療法などを通して、原因となっている心理的な問題やストレスを取り除いていきます。

❸自律訓練法　体をリラックスさせて、心を安定させるよう暗示をかけていきます。自己暗示により交感神経の働きを弱め、副交感神経の働きを強化することができます。

❹理学療法　ストレッチやヨガ、温熱療法などで肩こりや腰痛を改善させたり、心身をリラックスさせることにより症状の改善を期待します。

❺生活の改善　不規則な生活習慣や食生活を見直し、適当な運動を取り入れるなど生活の改善を図ります。

19

妊娠中の患者さん

星島　宏／埼玉医科大学医学部臨床医学部門麻酔科

妊娠は病気ではありませんが、歯科受診にあたっては注意が必要ですので、妊娠週数や状態などをお伝えください。また、鉄剤などを服用する方もいますので、薬についてもお聞かせください。

こんなお薬、飲んでいませんか？

鉄分を補う薬

鉄剤

フェロミア®
（クエン酸第一鉄ナトリウム）

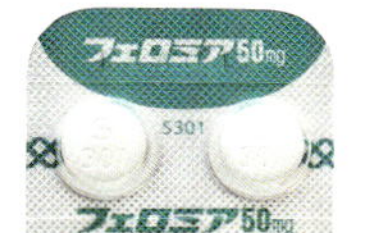

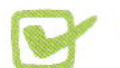

便秘を改善する薬

便秘改善薬

マグミット®
（酸化マグネシウム）

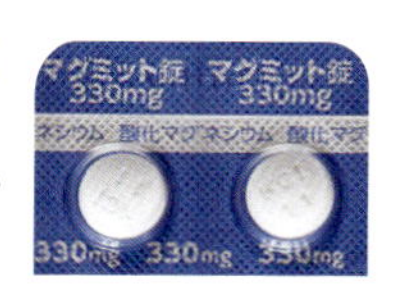

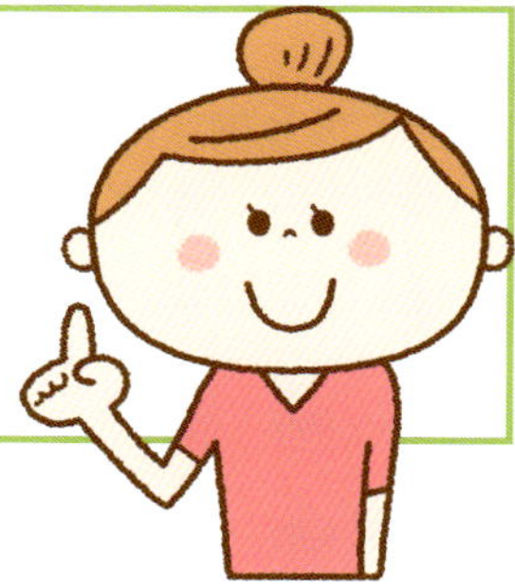

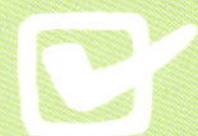

症状や治療などについて教えてください。

- □ 現在、妊娠何週になりますか？
- □ 妊娠中毒症（妊娠高血圧症候群）はありますか？　高血圧や糖尿病はありますか？
- □ 貧血はありますか？　ヘモグロビン値はいくつですか？（　　g/dL）
- □ HELLP症候群ですか？
- □ みぞおちや臍の周りの腹痛、吐き気がありますか？
- □ 薬を服用していますか？

HELLP（ヘルプ）症候群とは：
溶血、肝酵素の上昇、血小板減少（low platelets）を主症状とする妊産婦特有の病気。

患者さんにお伝えしたいこと・お願いしたいこと

1 歯科治療はなるべく妊娠中期に行うのが望ましいです。

妊娠中は体調が大きく変化しますので、可能なかぎり安定期に治療を受けましょう。

「妊娠初期」（妊娠３ヵ月までを言い、器官形成期とも言われ脳や心臓などの重要な器官がつくられる時期）は、つわりで気分が悪くなりやすい時期です。何か処置をするにしても応急処置程度にとどめておくのが望ましいです。「安定期」は妊娠５～７ヵ月（妊娠16～27週頃）を指します。この頃であれば、歯科処置による胎児への影響が出にくいので、妊娠中に何か治療が必要なのであれば適切な時期とされています。妊娠８ヵ月以降は胎児が大きくなって母体に負担がかかる時期なので応急処置とし、出産後にあらためて治療する方がよいです。

2 母子健康手帳をご持参ください。

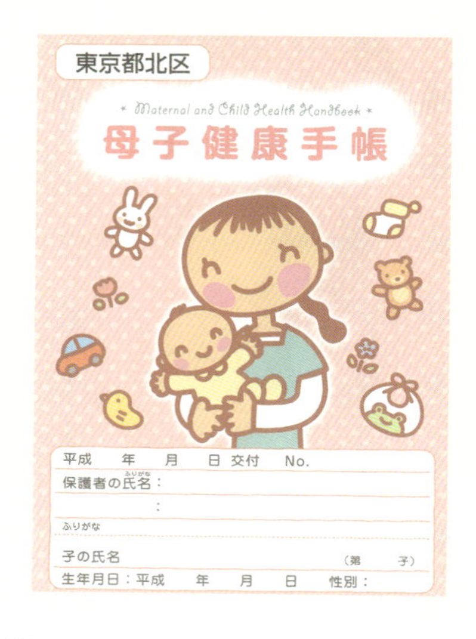

注：写真の薬は、患者さんが用いる主な薬です。患者さんによって当てはまらない場合があります。

3 歯科治療を控えることもあります。

場合によっては、妊産婦への歯科治療は、母体への負担、胎児への薬剤などの影響を考え、歯科治療を行わない方がよいこともあります。

4 可能なかぎり母体・胎児を保護して歯科治療を行います。

歯科治療、または歯科治療後に処方する薬剤・レントゲン撮影により胎児に奇形が発生する確率はゼロではありません。もちろん、母体・胎児に悪影響を及ばさないと考えられている薬の処方をします。レントゲン撮影の際も、鉛の防御服を着ることで、母体・胎児を保護します。

5 歯科治療は、安全な体位で行います。

妊産婦の方は、仰向けに寝ると呼吸しにくかったり、血圧低下により意識が遠のく危険性があるので、楽な体位をとります。なお歯科治療中に呼吸、意識など異変を感じた場合はすぐに歯科医師、スタッフに伝えてください。

6 局所麻酔薬が使用できない場合もあります。

局所麻酔薬に含まれる血管収縮薬の影響で、子宮収縮や胎盤の血流が減少します。そのため極力使用を避けるか、数回に分けるなど注意して使用します。

7 妊娠中毒症(妊娠高血圧症候群)などがある場合は、お申し出ください。

妊娠中毒症やHELLP(ヘルプ)症候群を合併している場合は、高血圧、糖尿病、出血傾向などのコントロールがつき次第、歯科治療を行います。

8 妊娠中は、より一層、お口のケアが大切です。

つわりのときは、歯磨きが辛いと思います。しかし歯を磨かなかったり、いい加減な磨き方をしていると、むし歯ができやすくなるだけでなく、歯ぐきが腫れ出血しやすくなり、歯周病などのリスクが高まります。

妊娠中は口腔清掃が不十分になりやすいことに加え、食事も一度に多くは食べられないので、どうしても間食の回数も増えてしまい、お口の中の環境は悪化してしまう傾向にあります。さらに、唾液の分泌も低下するため、むし歯菌の出す酸を中和し、洗い流す動きが悪くなり、むし歯になりやすい時期と言えます。ホルモンの影響も加わって、妊娠中期から後期にかけては「妊娠性歯肉炎」が起こりやすくなります。ただし、基本的には歯垢が残存しない清潔なお口では起こらず、起こっても軽度ですみますので、妊娠中は特に気をつけてケアをしましょう。油断すると出産後に本格的な歯周病に移行する場合もありますので、注意が必要です。

近年、さまざまな歯周病の全身への関与がわかってきました。とりわけ妊娠している女性が歯周病に罹患している場合、低体重児および早産の危険度が高くなることが言われています。

お口の健康情報メモ 3

岩﨑妙子／元・みほ歯科医院 歯科衛生士

妊娠中の患者さんへ

あなたのお口の健康が子どものお口の健康につながります。

赤ちゃんはむし歯菌を持たずに生まれてきます。むし歯菌は、周囲の人（特に長い時間を過ごすお母さん）から唾液を介して移ります。口の中の良い菌も悪い菌もありますが、菌をゼロにすることは不可能です。ですからお母さんの菌が移ることを前提にして、むし歯や歯周病の治療はすませておきましょう。

子どもの健康を保つには、まずご家族であるお父さん、お母さんの口の環境を整えることが先決です。子どもは親のまねをします。ご両親の食生活や歯磨き習慣の見直しから行ってみましょう。出産後は通院も難しくなるので、まずは妊娠中からかかりつけ歯科医による定期的な歯科健診をお勧めします。

また第一子に比べると第二子以降のお子さんは、早い時期からむし歯になる確率が高くなる傾向があるようです。これは第一子より早い時期から甘い物を食べさせたり、移動中におとなしくしてもらうためにちょっと口の中に入れたり、また、第一子はむし歯にならなかったからこの子も大丈夫と油断して歯磨きが手薄になったりが原因となります。兄弟といえども口の中の環境はそれぞれ違うものです。ご家族そろって規則正しい健康的な生活を送りましょう。

妊娠中は口の中がネバネバしたり、歯ぐきの腫れ、歯磨き時の出血、口臭が気になるといった変化があります。これらは唾液のpHの低下（唾液の酸性化）や内分泌機能の変化によるものです。また、つわりで歯磨きがあまりできなかったり、食事や間食の回数が増えることにより口の中が不衛生になったり、食生活が不規則になることが原因です。

ポイント❶

気分の良いときにこまめに歯磨きをしましょう。また小さめの歯ブラシで下を向いて磨くとよいでしょう。

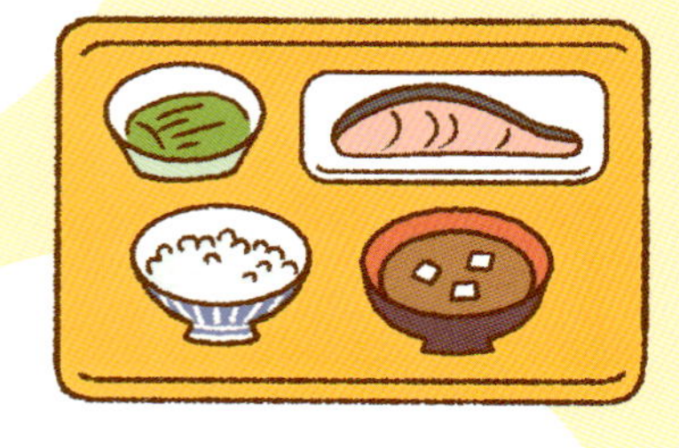

ポイント❷

歯ブラシだけではなく、歯間ブラシやデンタルフロスをすすんで使用しましょう。妊娠中に歯周病が重症化すると早産や低体重児出産などの可能性も報告されています。

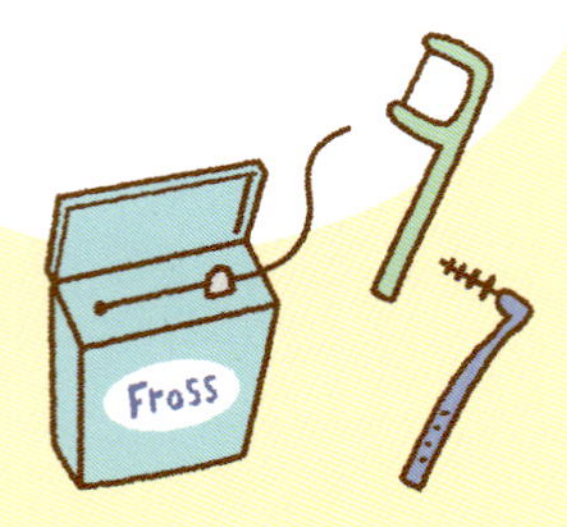

ポイント❸

妊娠中のバランスの良い食事が大切です。これは、お母さんの健康維持のためであるほか、授乳期の母乳を十分に分泌させるためでもあります。間食では甘い物や糖分の含まれている飲み物は控えめにして、牛乳や果物などを取り入れ、よく噛んで食べる習慣を身につけましょう。親が好き嫌いなく何でも食べることが大切です。未来ある赤ちゃんのために楽しい食生活を送ってください。

MEMO

20

サルコペニア
フレイル
ロコモティブシンドローム
がある患者さん

星島　宏／埼玉医科大学医学部臨床医学部門麻酔科

高齢化が進む中で、加齢にともなう心身機能の低下・虚弱化は、転倒、お口の機能の低下、認知機能の低下、筋肉の衰弱、歩行障害や関節障害などを引き起こします。

「サルコペニア」とは、加齢による筋肉量の減少を意味します。主な症状は転倒と骨折で、要介護・要支援状態になる大きな要因です。

「フレイル」とは、高齢による衰弱から、特に病気ではないが徐々に筋力や活力が衰えていく状態（老年症候群）を言います。

「ロコモティブシンドローム」とは、主に加齢による運動器の障害のため、移動能力が低下し、要介護状態や要介護リスクの高い状態です。

症状や治療などについて教えてください。

□ どんな薬を服用していますか？
□ 最近、疲れやすいですか？
□ 日常生活ではどの程度動いていますか？　身の回りのことは自分でできますか？
□ 杖を使用して歩きますか？
□ 車いすを使用しますか？
□ 食事はきちんと食べられますか？
□ 食べ物・水が飲み込みにくいと感じていますか？
□ 体重が極端に減少していますか？
□ しゃべりにくくないですか？
□ 口の中は渇きやすいですか？
□ 噛む力が弱くなってきたと感じますか？
□ むせることが以前より多くなっていますか？

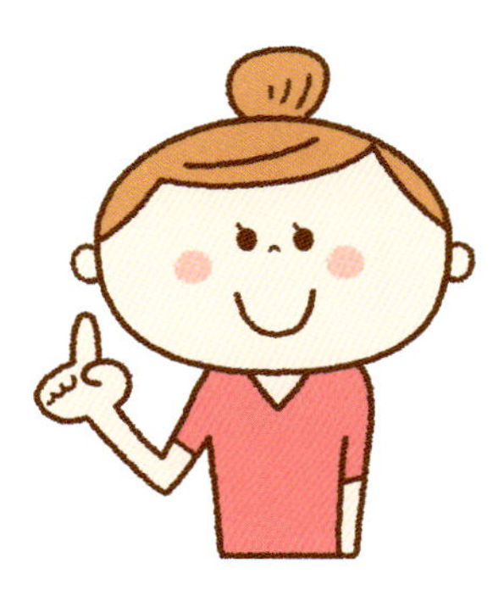

患者さんにお伝えしたいこと・お願いしたいこと

1 むせ、誤嚥により歯科治療が困難な場合があります。

嚥下にかかわる筋力低下のため、歯科治療中にむせたり、誤嚥したりするリスクがあります。このような患者さんは、治療に制限がある場合があります。歯科治療では時間をかけて愛護的に治療します。

2 歯科治療後に体調不良があればご連絡ください。

諸臓器の機能低下のため、治療中、治療後に使用する薬の作用が強く出ることがあります。治療後に体調不良を感じたら、すぐにご連絡ください。

お口の健康情報メモ 4

久保山裕子／公益社団法人日本歯科衛生士会
常務理事、歯科衛生士

サルコペニア・フレイル・ロコモティブシンドロームがある患者さんへ

お口の機能が低下しないようにしていきましょう。

「食べる」(噛む・飲み込む)ことは毎日続けていることですが、気がつかないうちにその力が低下していることがあります。お口の機能を維持することでしっかりと食事ができ、体が弱ることを予防できます。お口の機能を高めるためには、歯があるだけでなく、それを動かす筋肉が重要です。よく噛んで食べる、おしゃべりする、歌を歌うなど、日頃から口や喉の周りの筋肉をよく使うようにしましょう。53ページのお口の体操や以下のお口の機能を高めるトレーニングのほか、「パ・タ・カ・ラ」と繰り返し声を出したり、早口言葉や新聞の音読、カラオケで歌うこともお勧めです。

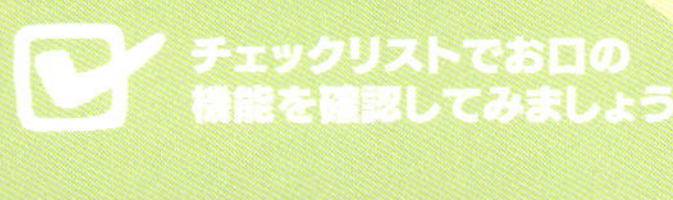

チェックリストでお口の機能を確認してみましょう!

- □ 歯が少なくなった
- □ 固い物が食べにくい
- □ 水や汁物でむせる
- □ 口が渇く
- □ 飲み込みにくい

お口の機能を高めるトレーニング

ゆっくりと行いましょう。
毎日行うと効果的です！

●肩の運動

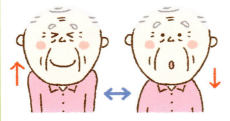

上げ下げ

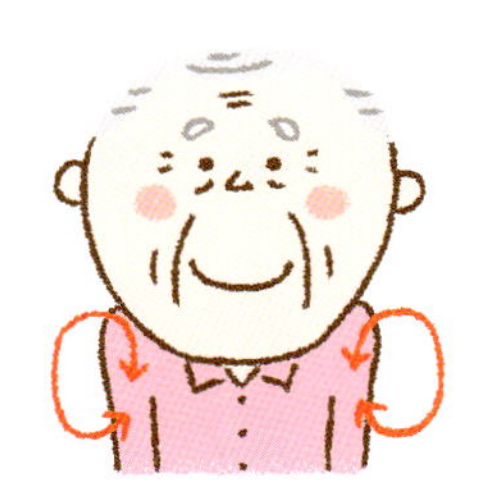

前まわし後ろ回し

●深呼吸

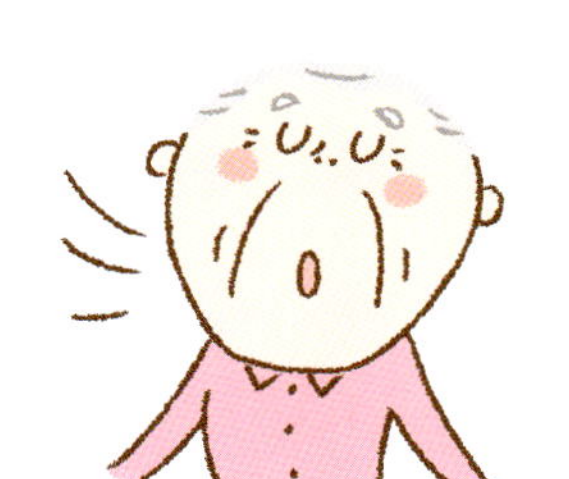

大きく吸って細く長く吐く

●首の運動

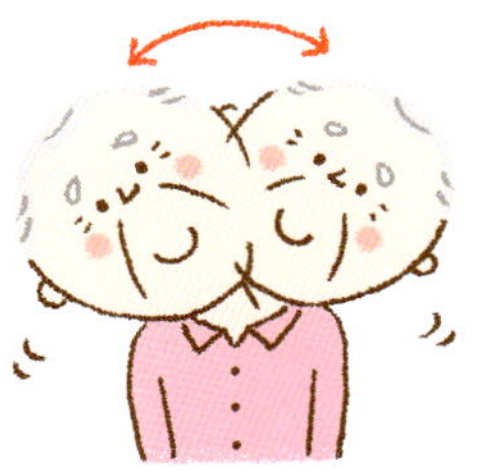

左右の横曲げ

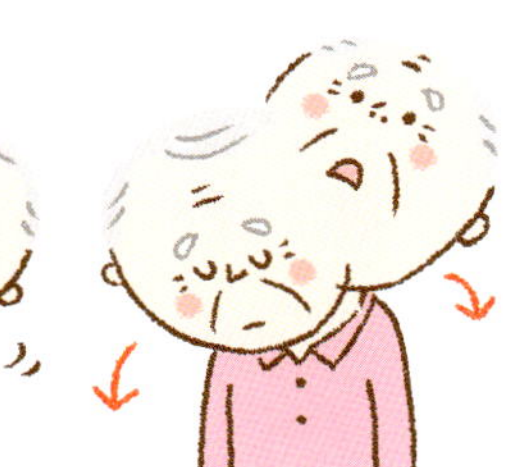

前後ろ

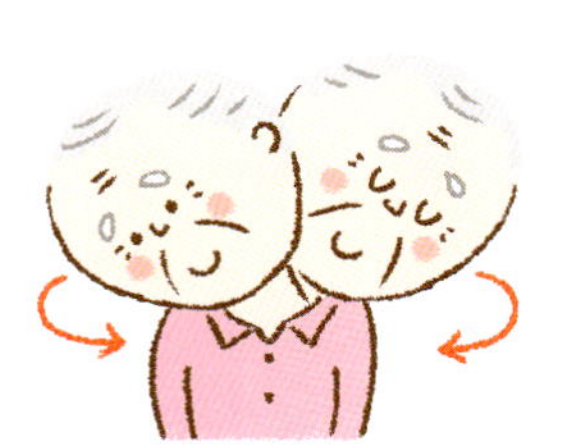

左右の回転

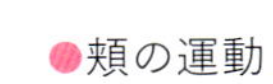

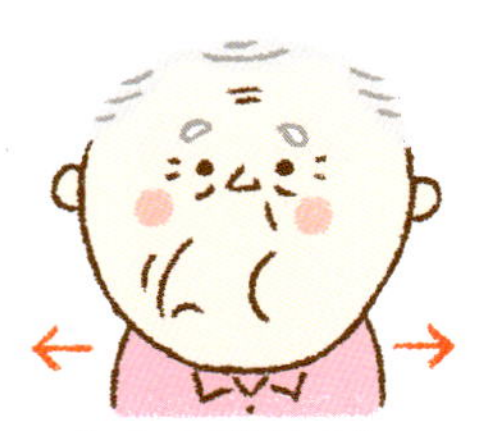

●頬の運動

左右の膨らまし、
頬をへこます

●口の運動(声を出して言ってみましょう)

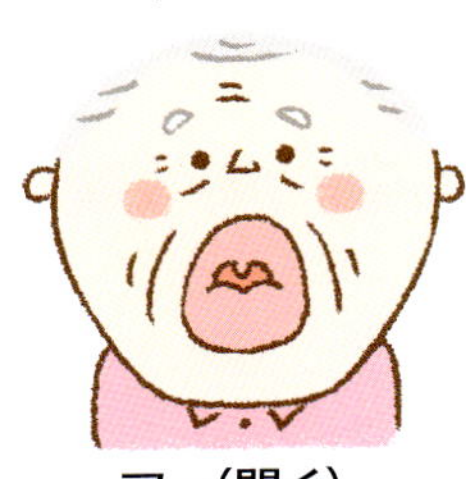

アー(開く)

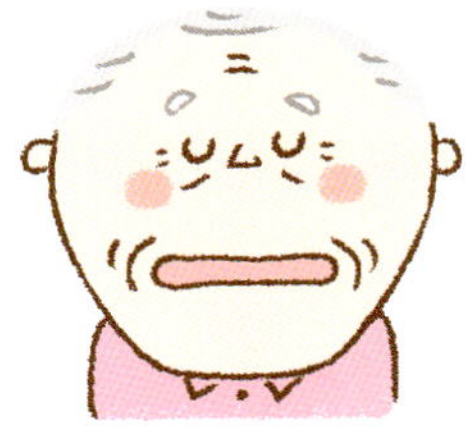

イー(横に広げる)

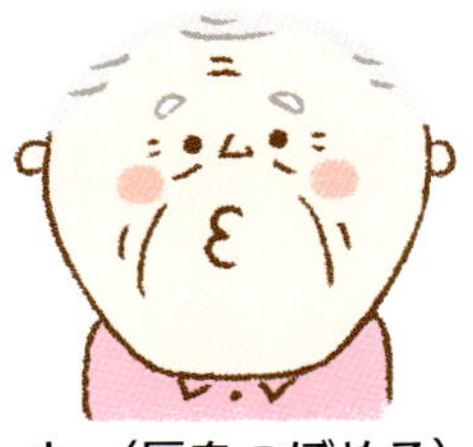

ウー(唇をつぼめる)

21

パーキンソン病
がある患者さん

守安克也／鶴見大学歯学部小児歯科学講座

「パーキンソン病」は、安静時の震え（振戦）、手足のこわばり（固縮）、動作のにぶさ（無動）、歩きにくさ（姿勢反射障害）を主症状とする、ゆっくり進行する神経変性疾患です。

パーキンソン病の治療には、原因である不足したドパミンを補うことで症状を緩和する薬物療法が行われています。

服用薬Check Point

パーキンソン病の薬を長期間服用している方では、1日の中で症状が良くなったり悪くなったりするWearing-off現象、口、舌、手足が意識せずに勝手に動く不随意運動（ジスキニジア）および嚥下障害といった歯科治療時に留意する症状があります。そのような症状があれば、くわしく歯科医師にお伝えください。

こんなお薬、飲んでいませんか？

抗パーキンソン剤（生活機能障害度：軽症）

＊2018年９月現在

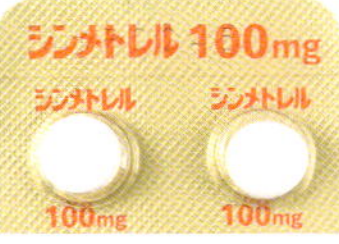

シンメトレル®
（アマンタジン塩酸塩：ドパミン遊離促進薬）

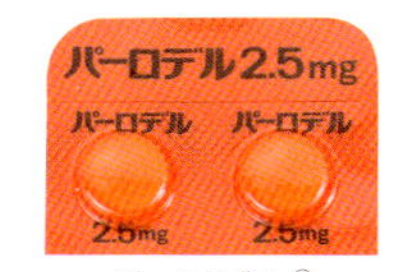

パーロデル®
（ブロモクリプチンメシル酸塩：ドパミン受容体刺激薬）

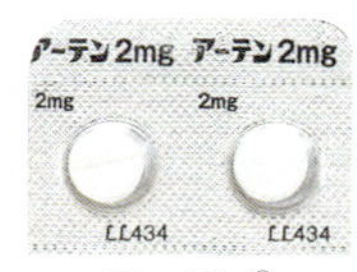

アーテン®
（トリヘキシフェニジル塩酸塩：抗コリン薬）

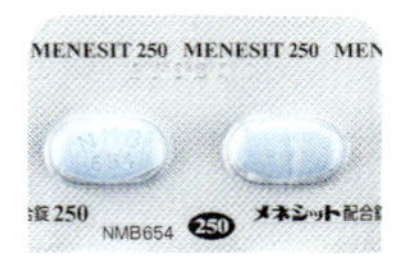

メネシット®
（レボドパ、カルビドパ水和物：レボドパ含有製剤）

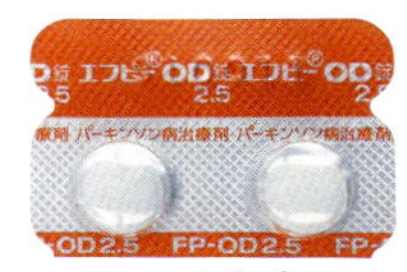
エフピー®
（セレギリン塩酸塩：選択的MAO-B阻害剤）

抗パーキンソン剤（生活機能障害度：中等症）

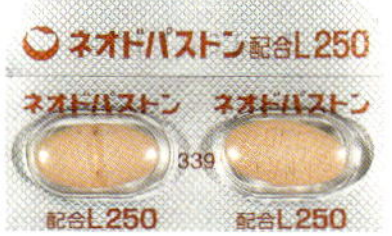

ネオドパストン®
（レボドパ、カルビドパ水和物：レボドパ含有製剤）

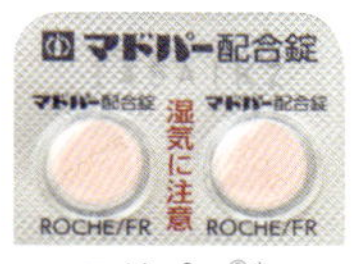

マドパー®*
（レボドパ、ベンセラジド塩酸塩：レボドパ含有製剤）

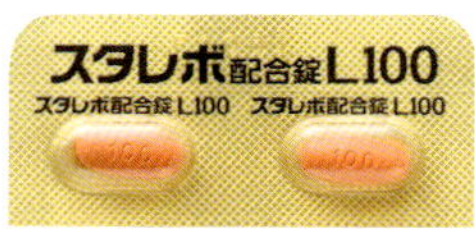

スタレボ®
（レボドパ、カルビドパ水和物、エンタカポン：レボドパ含有製剤）

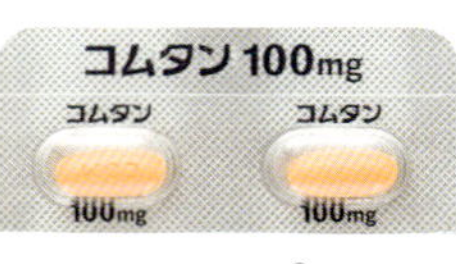

コムタン®
（エンタカポン：COMT阻害剤）

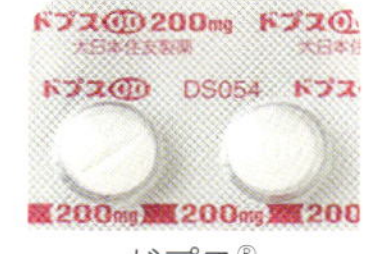
ドプス®
（ドロキシドパ：ノルアドレナリン前駆物質）

症状や治療などについて教えてください。

- □ 日常での生活に支障はありますか？
- □ よく転倒したり、骨折しやすいですか？
- □ 手や足の震え、ろれつが回らないなどの症状はありますか？
- □ いつからその症状は始まりましたか？
- □ むせることはありますか？
- □ 口の中は渇きやすいですか？
- □ 脳神経外科や神経内科を受診していますか？
- □ どんな薬を服用していますか？
- □ 糖尿病や高血圧症はありますか？

患者さん・ご家族にお伝えしたいこと・お願いしたいこと

1 来院が困難な場合には、訪問による歯科治療やお口のケアを受けることができます。

歯科医師、歯科衛生士が自宅や介護施設、病院などを訪問し、歯科診療や専門的口腔ケアを行う制度で、歯科訪問診療と言います。診療内容は外来で行われるものと同じです。しかし全身管理や治療時の姿勢の保持などの制約のため、治療内容によって診療所や病院を受診することが必要な場合があります。

注：写真の薬は、患者さんが用いる主な薬です。患者さんによって当てはまらない場合があります。

お口の健康情報メモ 5

久保山裕子／公益社団法人日本歯科衛生士会
常務理事、歯科衛生士

パーキンソン病がある患者さんへ

ケアの道具や歯磨き方法などを工夫するとよいでしょう。

パーキンソン病の方は手足の震え、動きにくさ（動作の開始に時間がかかる）、筋肉のこわばりなどがあり、症状が出ると歯磨きのような細かい動きが難しくなります。ただし人によって症状は異なり、日によっても違います。

歯磨きのタイミング

歯磨きは食後や夜寝る前が原則ですが、症状が軽い時間や体調を見計らって、自分のペースに合わせて行いましょう。口の動きが悪くなると食べ物が口に残りやすくなります。それが原因で歯の根の部分のむし歯や、歯周病になることもありますので、1日に1回はすみずみまで歯磨きしましょう。

歯磨きの道具

歯ブラシには、持ち手が太く持ちやすいものや、ブラシ部分が大きくあたる面積が広いものなどがあります。また少し重量はありますが電動歯ブラシなど、細かい動きで歯垢が落ちる歯ブラシもあります。ご自分が使いやすいものを使いましょう。しかし歯ブラシの毛が硬いと歯ぐきや粘膜を傷つける原因になりますので、軟かめの歯ブラシをお勧めします。

シングルタフトブラシなど、歯ぐきを傷つけずに歯ぐき周辺の部分の歯を磨ける歯ブラシもありますので、歯科医院でご自分に合った歯ブラシを紹介してもらってください。歯科医院でプロフェッショナルクリーニングをしてもらうとすみずみまで歯垢が取れて、次の汚れがつきにくくなります。定期的に歯科受診をしましょう。

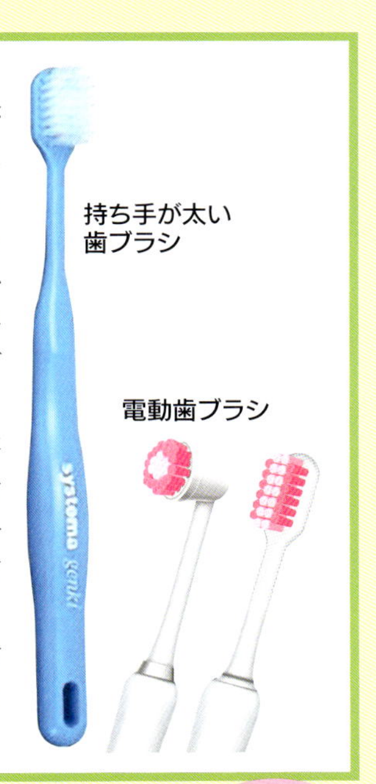
持ち手が太い
歯ブラシ
電動歯ブラシ

口の動きや飲み込みにくさへの対応

口をもぐもぐするような不随意運動（無意識に行う運動）があったり、飲み込む機能の運動も円滑に行われないため、食べ物を飲み込むのに時間がかかったり、誤嚥（誤って気道に入りそうになること）しそうになったりします。飲み込みにくいときは、よく噛んで唇を閉じ、舌を上あごにしっかりつけることを意識します。また、上記の症状がある場合は、主治医（お医者さん）に相談し症状に適した薬を食事の時間帯に合わせて服用すると、誤嚥を予防できることがあります。

このほか、栄養をしっかりと摂るために、飲み込みやすい食形態にしたり（トロミをつけるなど）、食べやすい環境づくりの工夫（食べやすいテーブルといすの高さ、足が床につくなど姿勢を調節する）も大切です。口腔機能の維持のために53ページ・65ページのお口の機能を高めるトレーニングなども行い、口から食べることを続けられるようにしていきましょう。

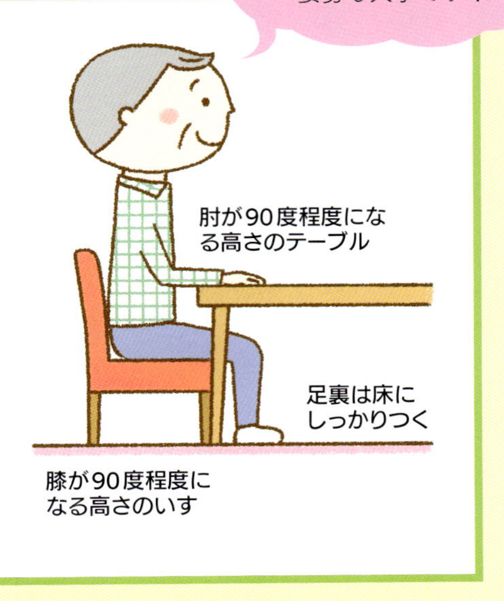
実は、
食事のときの
姿勢も大事です！
肘が90度程度になる高さのテーブル
足裏は床にしっかりつく
膝が90度程度になる高さのいす

22

認知症がある患者さん

星島　宏／埼玉医科大学医学部臨床医学部門麻酔科

「認知症」とは、物事を記憶する、考える、判断するなどの知的機能が何らかの脳の異常によって著しく低下し、日常生活に支障をきたすようになった状態のことを言います（病名ではありません）。

大部分は「アルツハイマー型認知症」と「血管性認知症」によって占められていますが、脳以外の身体疾患によっても引き起こされます。

高齢者認知症には、多い順に「アルツハイマー病」「血管性認知症」「レビー小体型認知症」「前頭側頭葉変性症」があり、「四大認知症」と呼ばれています。

こんなお薬、使用していませんか？

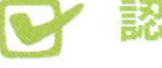

認知症の進行を抑える薬　コリンエステラーゼ阻害薬

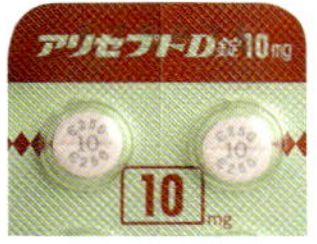

アリセプト®D
（ドネペジル塩酸塩）

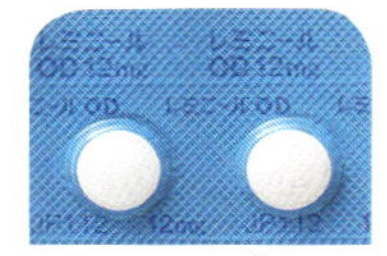

レミニール®OD
（ガランタミン臭化水素酸塩）

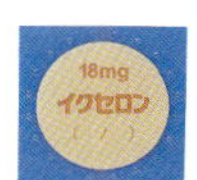

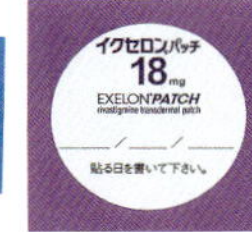

イクセロン®パッチ
（リバスチグミン）

脳の神経細胞を保護する薬　NMDA受容体拮抗 アルツハイマー型認知症治療剤

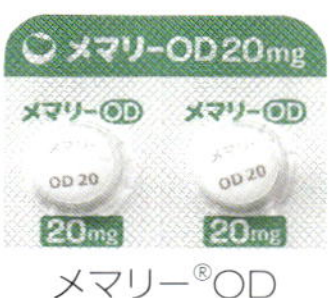

メマリー®OD
（メマンチン塩酸塩）

POINT
ご家族（介護者）、本人両者から、くわしくお話をお聞きします。

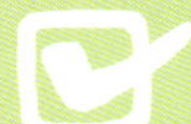

症状や治療などについて教えてください。

- □ ご家族（介護者）はいらっしゃいますか？
- □ 今までにかかった病気はありますか？
- □ 現在、薬を服用していますか？
- □ 今までに手術をしたことはありますか？
- □ むせたり、誤嚥したりすることが以前より多くなっていますか？
- □ 食欲はありますか？
- □ 脳梗塞、脳出血と診断されたことはありますか？

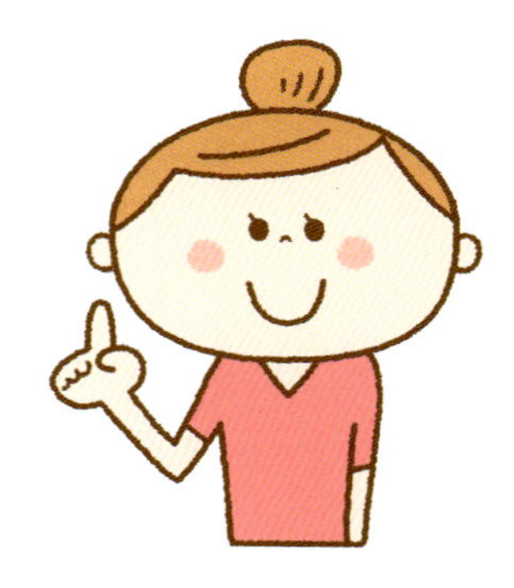

注：写真の薬は、患者さんが用いる主な薬です。患者さんによって当てはまらない場合があります。

患者さん・ご家族にお伝えしたいこと・お願いしたいこと

1 ご家族・介護者の協力が必要です。

認知症の方は、歯科治療を行うこと、または行ったことを忘れます。そこで、ご家族・介護者の協力が不可欠となります。歯科医院に患者さんを送り迎えしていただくことはもちろん、治療内容などの同意をご本人から得られないため、ご家族・介護者からの同意で代用させていただくこともあります。

2 病院歯科をご紹介する場合があります。

認知症の方の中には、歯科治療中にじっとしていられない方、また、むせたり、誤嚥のリスクをお持ちの方がいます。このような患者さんは、通常の歯科治療が困難で、特別な方法（静脈内鎮静、全身麻酔）が必要になることがあります。場合によっては、病院歯科をご紹介することもあります。

3 来院が困難な場合は、訪問による歯科治療やお口のケアを受けることができます。

認知症や寝たきりで来院が困難な患者さんは、歯科医師や歯科衛生士が患者さんの自宅へ訪問し、歯科治療や口の中のケアを行うことができます。訪問の診療については、かかりつけの歯科医院にお尋ねするか、地元の歯科医師会、かかりつけの病院、近隣の地域包括支援センターなどにご相談ください。

4 歯科医院の予約は、なるべく同じ曜日、同じ時間に取ることをお勧めします。

認知症の方は、時に予約を取ったことを忘れてしまう場合があります。しかし習慣化されていることに対しては混乱を招きにくいと考えられます。連れ添いのご家族の都合も考慮し、同じ曜日・時刻の予約をお勧めします。

久保山裕子／公益社団法人日本歯科衛生士会
常務理事、歯科衛生士

認知症がある患者さんのご家族へ

お口のケアのアドバイス

今まで生活してこられた中で、歯磨き習慣がどのようなものであったかは人によって違いがあります。その方の歯磨き習慣が継続できるようにお手伝いしましょう。

うがい

うがいは口に残った食物残渣を取るのに役立ちます。また、歯磨きで歯から取れた歯垢を口から吐き出すためにも大切です。ブクブクうがいをしっかりと行うことで、唇を閉じる、頬を膨らませる、舌で水を動かすなど、口の周りの筋肉を使うことになり、口腔機能が維持できます。認知症になっても長く習慣として行っていることは残る機能ですので、毎日うがいを行ってください。「ブクブクブク」と声掛けをするとスムーズに行えます。

うがいが難しくなっている場合（口の中に水を入れるとむせる、水を吐き出せない、ブクブクできないなど）は、粘膜清掃のためにスポンジブラシや口腔用の拭き取りシートを使ってください。

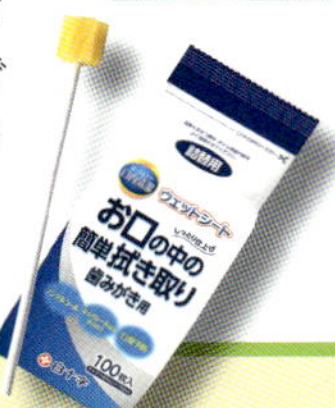

うがいの力をつけるためのステップ

ステップ１　10回ブクブクする

「ブクブク」と音が出るようにうがいをします。ガラガラうがいは誤嚥しやすいので注意が必要です。

ステップ２　10回のブクブクを３クール行う

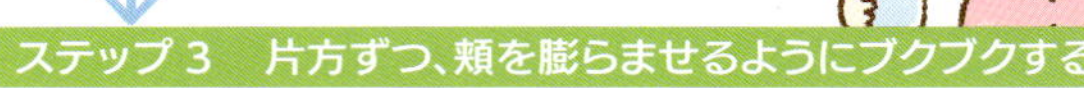
ステップ３　片方ずつ、頬を膨らませるようにブクブクする

毎食後に行うと１日３回できます。食べる前の準備運動として行うのもよいです。

歯磨き

認知症の方は、お風呂に入る、顔を洗うといった保清行為が徐々に難しくなってきます。その方のセルフケアの能力に応じた支援が必要になります。自尊感情を傷つけることがないようにお手伝いをしていきましょう。

●自分で行っている場合

「うがい→歯磨き→うがい」という手順でセルフケアをしてもらいます。できるだけ自分でするようにしましょう。もし歯磨きを忘れるようでしたら、声をかけたり、歯ブラシやコップを準備したりというお手伝いをしましょう。

食事の後に歯を磨く習慣のあった人は「食事すみましたか？　では歯磨きしましょう」と声をかけると拒否がなくスムーズに行えることも多いです。

●ご自分で行えなくなった場合

ご自分で歯磨きを行うことができない、またご家族が歯磨きをしようとすると拒否する場合、口の中に痛い部分があり、歯磨きを拒否していることもあります。かかりつけの歯科医院に口腔ケアの相談をしてみましょう。口腔清掃の専門家である歯科衛生士が自宅を訪問し、口の中にトラブルが起きていないか確認するほか、歯磨き方法やタイミングなどを指導してくれます。月に４回まで訪問することができ、磨き残しなどもサポートします。毎日のお手入れが楽になり、お口のトラブルの予防や早期発見にもつながります。

入れ歯が合わなくなったら調整しましょう。ご本人が訴えない場合も多いですから、介護者が食べにくそうだなと感じたり、食事に時間がかかるようになったら歯科医師にみてもらいましょう。

入れ歯の清掃

入れ歯の汚れは口内炎などの原因となります。また、飲み込む力が低下した方にとっては誤嚥性肺炎の原因になりますので、清掃が大切です。

①まず、入れ歯用ブラシを使って、ネバネバした汚れを取りましょう。

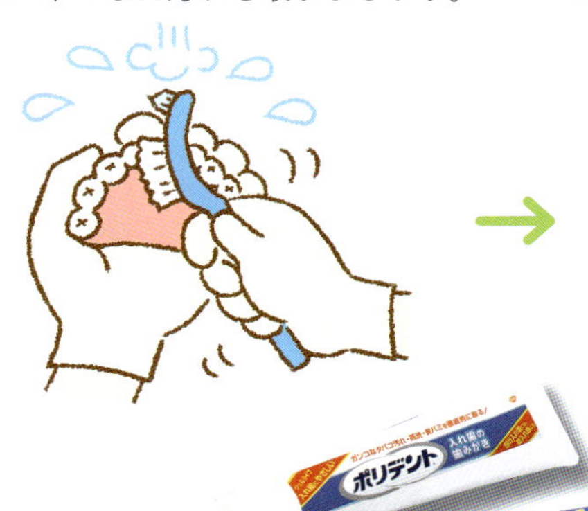

②その後、入れ歯洗浄剤を入れたぬるま湯に 5 分以上浸けます。

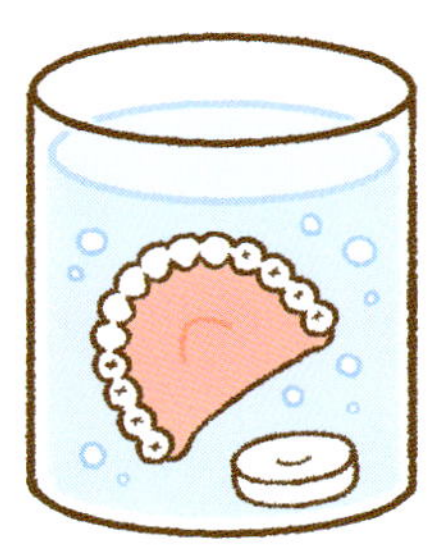

③さらにブラシで清掃するとしっかりと汚れが落ちます。

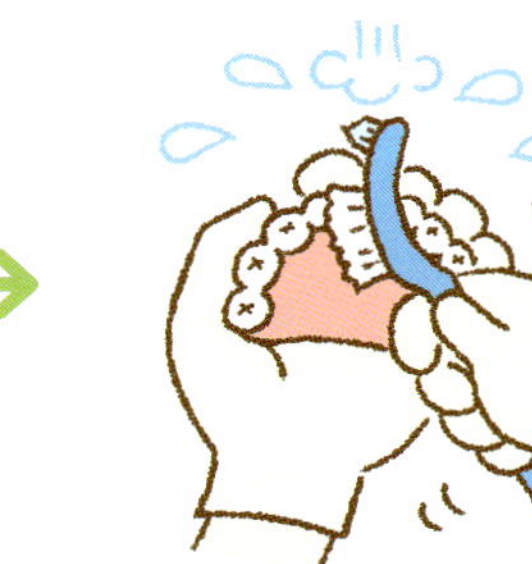

奥歯の咬み合わせと健康

お元気なうちから定期的に歯科医院にお越しください。病気になる前におおがかりな治療をすませておくとよいでしょう。認知症の方にかぎったことではありません。

奥歯（歯がない場合は入れ歯で）でしっかりと噛むことで、食べ物を咀嚼することができますし、飲み込む力も確保できます。咀嚼は、筋肉（咀嚼に関与する筋肉は 6 つある）を動かすので、脳への血流が良くなります。また奥歯が咬み合うことで体の支えが安定し、転倒を防止できます。

しかし認知症が進むと歯科治療が難しくなってきます。ですから早めの歯科受診をお勧めします。娘や息子の話は聞かなくても、お医者さんの話には素直に応じる人が多いようです。奥歯の咬み合わせを確保すること（入れ歯を入れておくこと）は、容姿だけでなく体の健康にも関係が深いのです。

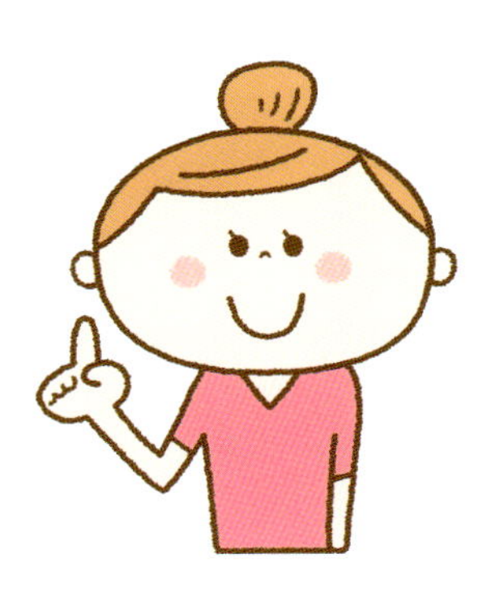

column
ご家族が認知症かも？と思ったら

岩﨑妙子
元・みほ歯科医院
歯科衛生士

認知症になっていても、ご家族や周囲が気づかずおひとりで歯科医院を訪れるご高齢の患者さんがいらっしゃいます。歯科医院は定期的に訪れる場です。何年も来ていただいている患者さんをみていると、時に「少し認知症かしら？」と感じることがあります。

たとえば、

- 予約の曜日を変更すると、無断キャンセルになり、以前の曜日にふらっと来院する
- 清算時に出すお金は、必ず大きな紙幣。しかし財布の中には小銭がたくさん……

こんな様子からです。こういった場合、受付の者だけではなく、ほかのスタッフも「最近、何かちょっと今までと違う」と感じたら、院内で情報を共有します。そして、そんな様子をご家族にお伝えしたり、ひとり暮らしの方であれば、患者さんのかかりつけ医（医科主治医）や、近くの「地域包括支援センター」へ相談することもあります。

地域包括支援センター（市町村によって名称が異なる）では、高齢者に関する相談を電話で対応してくれます。もしご家族に今までと違った行動がみられたり、生活に支障があるようでしたら相談するとよいでしょう。ご家族はもちろん、ご家族以外の方からでも対応してくれます。

また、認知症の方にかぎらず高齢者の方には歯科医院を訪れるときは、いつも同じ曜日と時間で予約を取ることをお勧めします。

2025年には高齢者の 5 人に 1 人は認知症となる時代が来るそうです。地域で生活できる方なら、混乱を招かないように私たちが対応して寄り添っていけばよいのです。

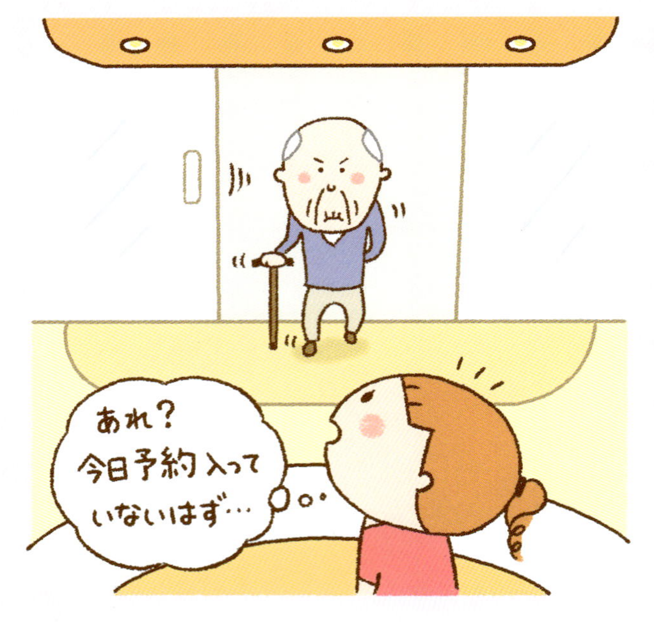
あれ？
今日予約入っていないはず…

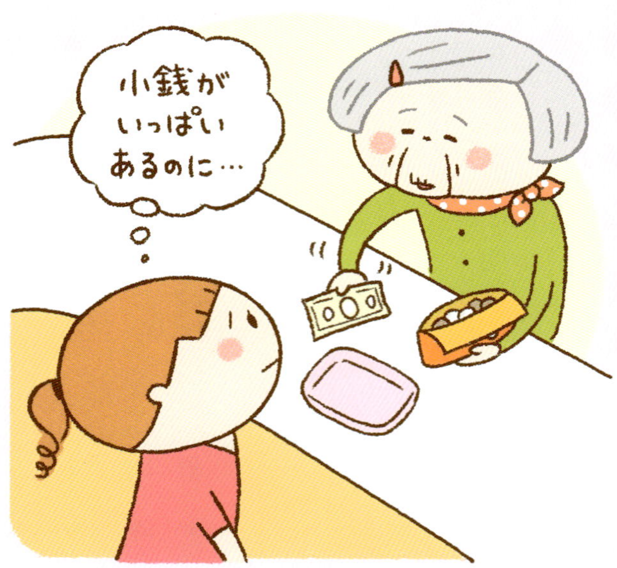
小銭がいっぱいあるのに…

MEMO

付録

今村栄作／横浜総合病院歯科口腔外科

インプラント治療を希望される患者さんへ

スウェーデンのブローネマルク博士によって骨とチタンが結合することにより発見され、そして開発されてきた現在の歯科インプラントは、この50年間に多くの研究を積み重ねて、現在では非常に予知性の高い治療になっています。

ただし、持病がある方では、インプラント治療が困難な場合もあります。

患者さんにお聞きしたいこと・お伝えしたいこと

1 現在、薬を服用していますか？

2 全身疾患をお持ちの患者さんは歯科医師にご相談ください。ある程度のコントロールがされていないと、手術が中止になる場合があります。

- □ 高血圧：収縮期血圧135mmHg、拡張期血圧85mmHg以下が望ましい
- □ 糖尿病：HbA1c7.0%以下、空腹時血糖200mg/dL以下
- □ 骨粗鬆症：ビスホスホネート系薬剤などを長期に用いている患者さん
- □ 抗がん剤治療、放射線治療中の患者さん
- □ 心疾患（心筋梗塞や狭心症）
- □ 脳疾患（脳梗塞や脳出血など）
- □ 肝機能障害や腎機能障害
- □ 感染症：体の感染症を患っている場合は、感染のコントロールができてからの治療開始になる
- □ B型、C型肝炎、HIV感染症：事前にお申し出ください

3 喫煙されている患者さんでは、インプラントの埋入手術の成功率が低下します。インプラントと骨が生着しない場合があり、また傷の治癒が遅いです。

4 インプラント治療には利点欠点があります。くわしくは歯科医師にお尋ねください。

利点

- □ ほかの歯に負担をかけない（インプラントでの負担で残存歯の負担軽減にもつながる）
- □ 取り外しがないため、違和感が少ない。より自然に噛むことができる
- □ ブリッジのように隣在歯を切削しない
- □ 入れ歯のようにワイヤーなどがみえない

欠点

- □ 保険診療でなく、自費診療
- □ 材料費が高いため、治療費が高額になる
- □ 治療に各ステップがあり、治療期間がかかる（約5～10ヵ月）
- □ 手術を受けなくてはならない
- □ 化膿や痛みなどの手術合併症は、低い確率だが起こりえる

5 患者さんの状態によっては、オプションの手術が必要になります。

たとえば顎骨に十分な幅と高さがない場合などです。インプラント埋入手術前に顎骨の造成手術（骨移植手術）が必要になります。歯科医師とよくご相談ください。

6 インプラント 上部構造 アバットメント が歯科インプラントの主な構造です。

インプラント と アバットメント は「スクリュー」(インプラント専用のネジ)で固定し、アバットメント と 上部構造 は「スクリュー」あるいは「歯科用セメント」で固定します。患者さんのお口の状況を考えて選択されます。

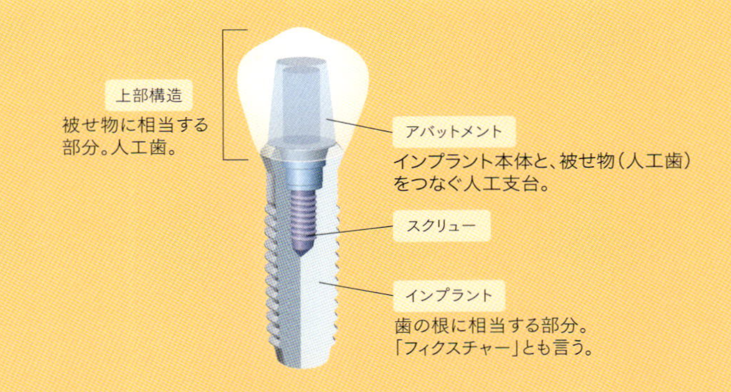

被せ物に相当する部分。人工歯。

インプラント本体と、被せ物(人工歯)をつなぐ人工支台。

歯の根に相当する部分。
「フィクスチャー」とも言う。

7 インプラント治療前には、歯周病の治療が重要です。

インプラント治療を行うにあたっては、まず口の中の環境を整える必要があります。近年、インプラント埋入手術の時点で歯周病菌に感染を起こすとの報告があります。つまり手術前には歯周病のコントロールが高いレベルで行われていなくてはなりません。

歯を失う原因は、むし歯や歯が折れるなどがありますが、重度の歯周病が原因では、環境を整えてからでないと、埋め込んだインプラントが歯周病と似たような病態になります(これを「インプラント周囲炎」と言う)。

つまり歯を失った部位への治療は、むし歯や歯周病の治療を行ってから、インプラント治療を行うという手順になります。これはインプラント治療だけにかぎったことではなく、歯を失った部位へブリッジや部分入れ歯などの治療をする場合も同様ですが、特に人工物を直接骨内に埋め込むインプラント治療においては、治療前の歯周治療が重要になります。なお、状況によっては平行して行うこともあります。

インプラント周囲炎

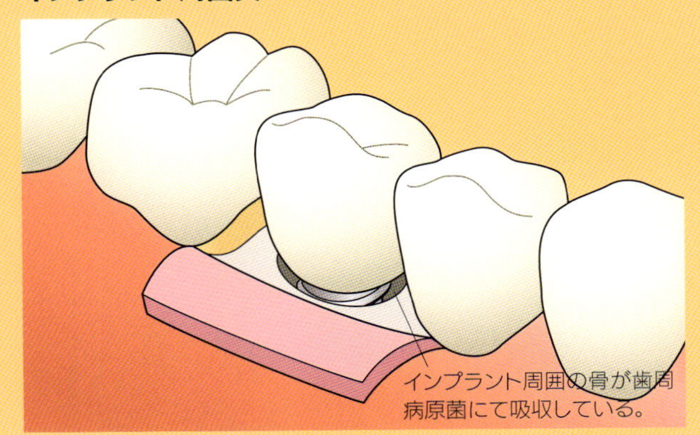

インプラント周囲の骨が歯周病原菌にて吸収している。

8 インプラント治療後の定期健診は不可欠です。

インプラント治療は、補綴物(人工の歯)が完成したら、終了ではありません。治療後長い期間にわたって、快適に使用できるようにするためには、メインテナンス(定期健診)とご自身によるセルフケアが必要です。車もていねいに使用し、定期的な点検を行うと何十年も乗ることができます。

メインテナンスでは、補綴物周囲や残っている歯の専門的なクリーニングと、咬み合わせの確認(反対側の天然歯は少しずつ動く場合もある)をします。また、インプラント体と補綴物などを固定しているスクリューなどの緩みをチェックします。時には緩むことがありますが、緩んだ状態で使用し続けていくと、当然壊れます。したがって早期に締め直す必要があります。

歯周病に類似した状態である「インプラント周囲炎」は、手術後10年で10～25%程度発症すると言われています。インプラント周囲炎が重度になると、膿が出たり歯ぐきから出血したりします。現在、インプラント周囲炎に対してさまざまな研究がされていますが、もっとも重要なことは、早期発見・早期治療です。定期的にメインテナンスに通うことで早期対応につながります。

このほか、インプラントのみならず、残っているご自分の歯のむし歯や歯周病のケアもとても重要です。10年あるいは20年以上、快適に使用していくために、とても大切なことです。

column　インプラント治療の手順

患者さんによって異なります。くわしくは歯科医師にお尋ねください。

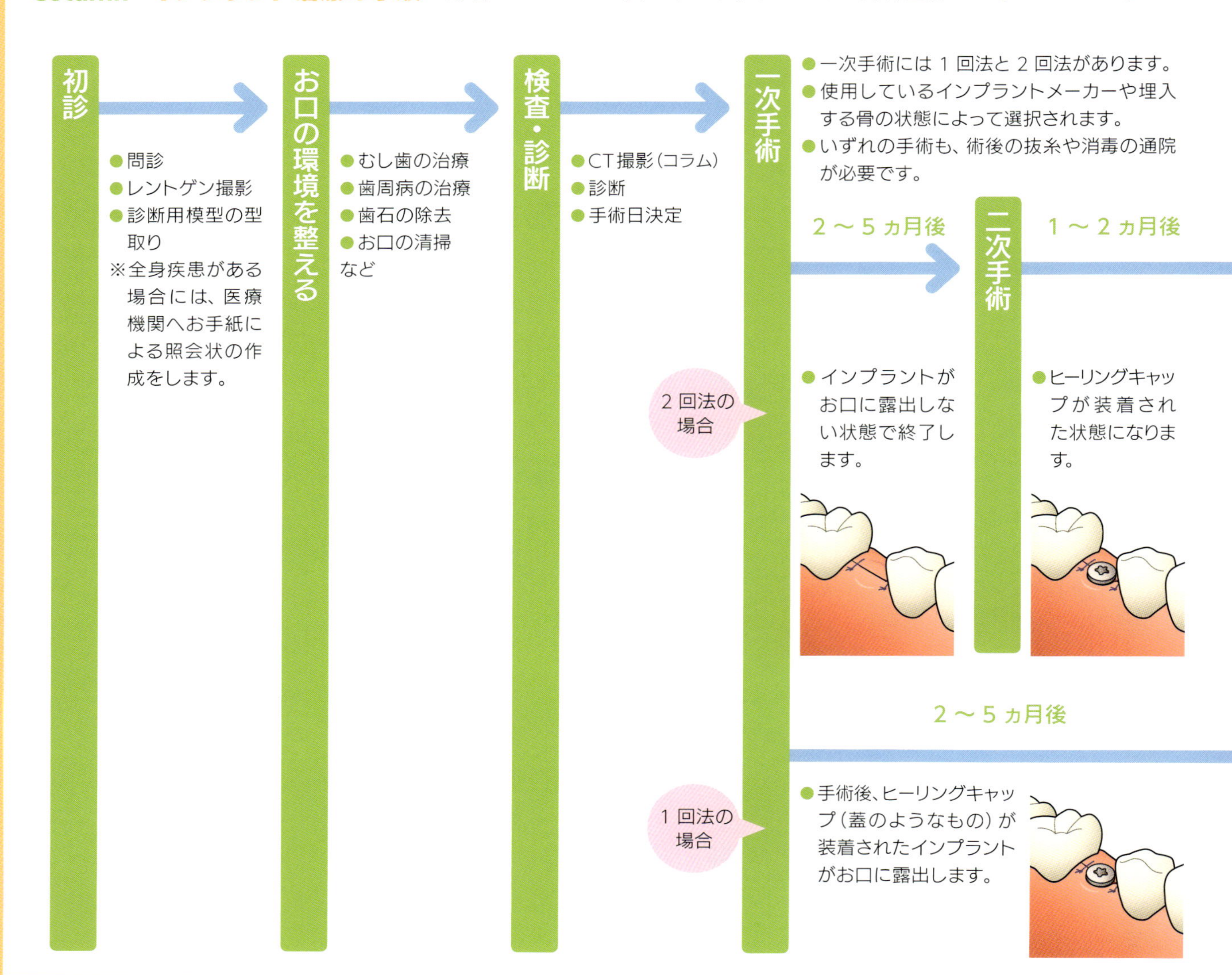

column　安全な手術のためのCT撮影

昨今では、顎骨の診断のためにCT撮影を行う歯科医院が増えています。撮影したCT画像では、あごの骨の状態を二次元的、三次元的（立体的）に把握することが可能です。そして神経や血管・上顎洞といった危険な組織までの距離と状態を確認できます。これにより、より安全な手術が可能となります。また、撮影したCT画像を用いて、手術のシミュレーションを行う場合もあります。

画像検査は手術に関連したトラブルの回避や、安定した予後につながる重要なステップです。

術前CT画像

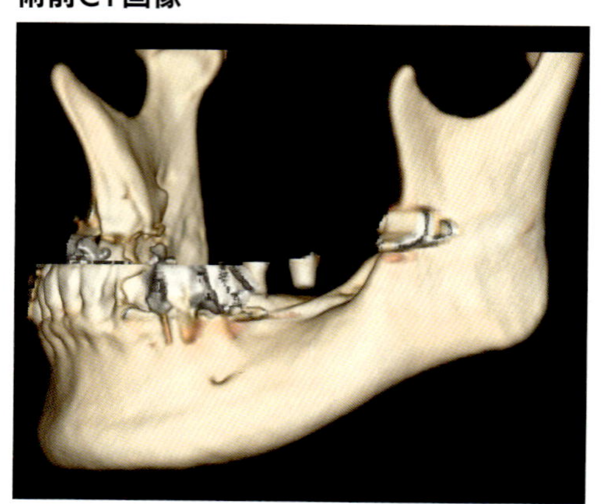

仮歯の型取り

- 仮歯用の型取り

仮歯の装着

- アバットメント（土台部）とインプラントを連結
- 仮歯の装着

※ここで初めて通常のように噛むことができます。約２～３ヵ月、様子をみます。これは仮歯の破損や脱離、患者さんの噛み癖、清掃状況などの診断を行う期間でもあります。アバットメントで歯ぐきの状態が変化する場合もあります。

２～３ヵ月後

人工歯（最終上部構造）の型取り

- 型取り
- 歯の色合わせ

完成

- 人工歯（最終上部構造）の装着

３～６ヵ月後

定期健診スタート

- 人工歯（最終上部構造）の装着後は３～６ヵ月ごとにインプラントおよび歯ぐきの状態のチェックが必要です。
- この定期健診が患者さんのインプラントの使用年数に大きな影響を与えます。

column
プランニング模型でインプラント治療後をイメージ！

歯科インプラント治療を行う患者さんは、現在のお口の状態の型を取ります。その型から失った歯やあごの状態を確認し、ワックス模型（咬み合わせの確認）や手術用のガイド（埋入ポジションの指標）なども作製します。診断にも使いますが、患者さんの治療後のお口がどのようなものになるのかイメージするためのものでもあります。模型を作製する場合は、見せてもらうとよいでしょう。

プランニング模型

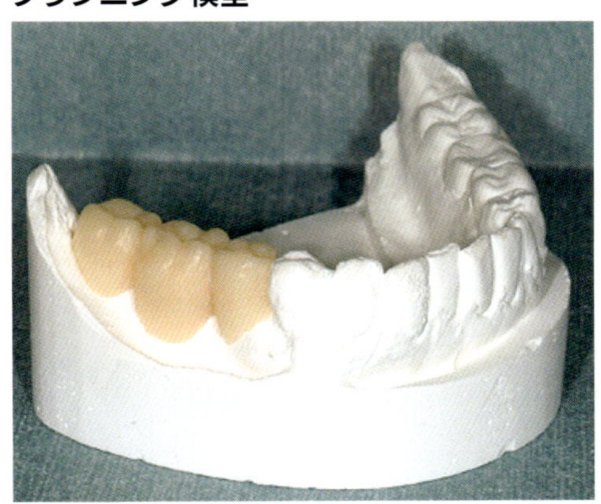

薬剤掲載　製薬会社名一覧（五十音順）

旭化成ファーマ株式会社
あすか製薬株式会社
アステラス製薬株式会社
アストラゼネカ株式会社
あゆみ製薬株式会社
ＥＡファーマ株式会社
一般社団法人日本血液製剤機構
エーザイ株式会社
エフピー株式会社
ＭＳＤ株式会社
大塚製薬株式会社
小野薬品工業株式会社
カイゲンファーマ株式会社
協和化学工業株式会社
共和薬品工業株式会社
グラクソ・スミスクライン株式会社
興和創薬株式会社
サノフィ株式会社
沢井製薬株式会社
サンファーマ株式会社
ＪＣＲファーマ株式会社
塩野義製薬株式会社
第一三共株式会社
大日本住友製薬株式会社
太陽ファルマ株式会社
高田製薬株式会社
武田テバファーマ株式会社
武田薬品工業株式会社
田辺三菱製薬株式会社
中外製薬株式会社
鶴原製薬株式会社
帝人ファーマ株式会社
トーアエイヨー株式会社
東和薬品株式会社
鳥居薬品株式会社
日医工株式会社
ニプロＥＳファーマ株式会社
日本化薬株式会社
日本新薬株式会社
日本製薬株式会社
日本ベーリンガーインゲルハイム株式会社
ノバルティス ファーマ株式会社
ノボ ノルディスク ファーマ株式会社
バイエル薬品株式会社
ファイザー株式会社
富士フイルムファーマ株式会社
マイランＥＰＤ合同会社
Ｍｅｉｊｉ Ｓｅｉｋａ ファルマ株式会社
持田製薬株式会社
ヤンセンファーマ株式会社
吉田製薬株式会社

※本書掲載の薬剤写真は 2018 年 9 ～10 月の時点で、上記の各製薬会社の許諾を得て掲載しています。外観が予告なく変更される場合や、販売が中止になることがありますのでご留意ください。最新情報について各社ホームページ更新されますので、ご確認ください。
※本書記載の薬剤の使用目的や臨床上の注意等は、文献的考察より記載した内容です。記載内容に製薬会社は一切関与しておりません。

著者紹介

五十音順、敬称略

●監修

長坂 浩（ながさか ひろし）

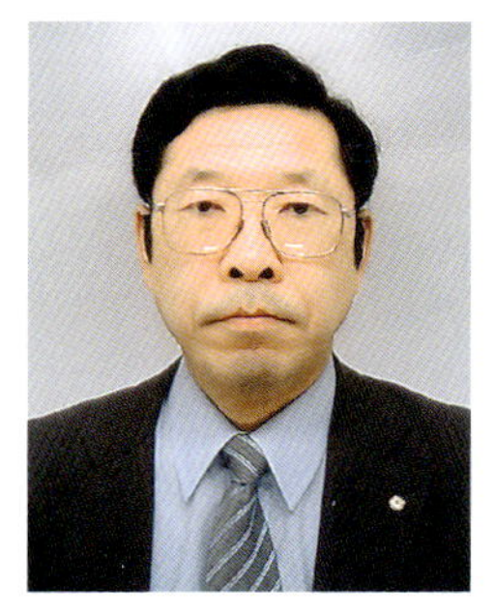

埼玉医科大学医学部 臨床医学部門
麻酔科 教授
第 41 回日本歯科麻酔学会会長
日本歯科麻酔学会 社員（代議員）
日本麻酔科学会 代議員
日本歯科麻酔学会 認定医
日本麻酔科学会 専門医・指導医

●編集

中島 丘（なかじま たかし）

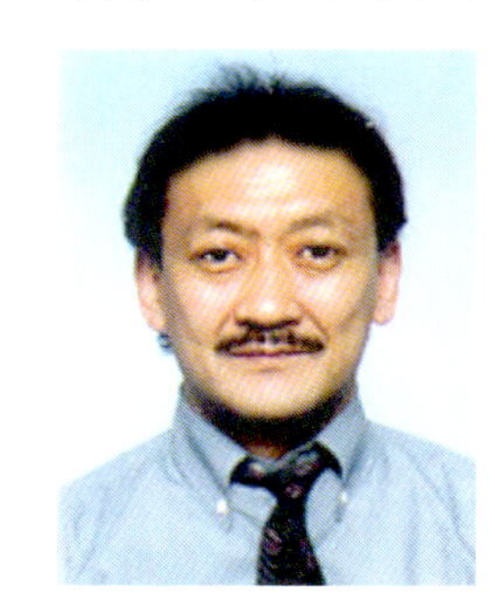

元・みほ歯科医院 院長
埼玉医科大学医学部 臨床医学部門
麻酔科 元・客員教授
2017 年逝去

●執筆

今村栄作（いまむら えいさく）

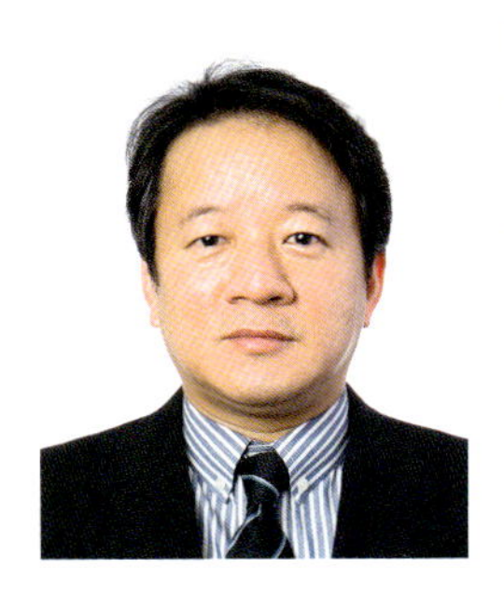

横浜総合病院 歯科口腔外科 部長
日本口腔外科学会 認定専門医
ITI 日本支部公認インプラントスペシャリスト

岩﨑妙子（いわさき たえこ）

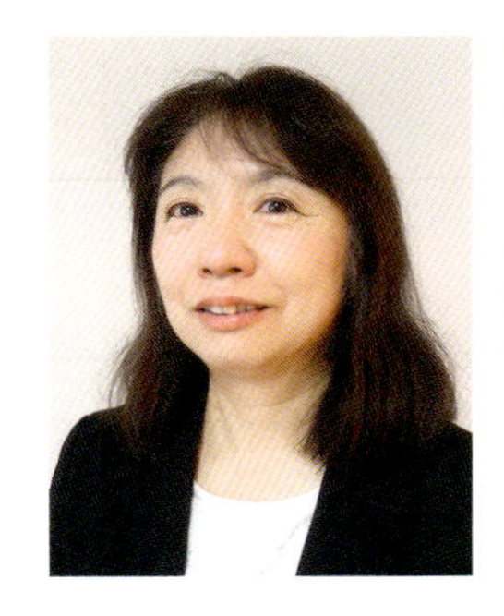

元・みほ歯科医院 歯科衛生士
老年歯科 認定歯科衛生士
在宅療養指導・口腔機能管理 認定歯科衛生士
日本救急医学会 認定 ICLS・BLS コースインストラクター

久保山裕子（くぼやま ゆうこ）

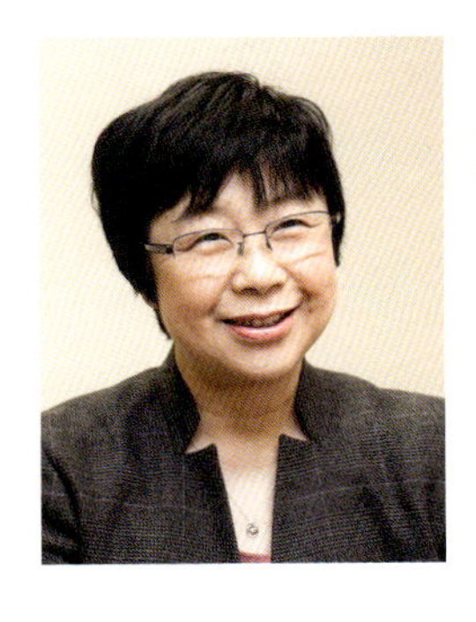

公益社団法人日本歯科衛生士会 常務理事
一般社団法人福岡県歯科衛生士会 常務理事
生活習慣病予防 認定歯科衛生士

星島 宏（ほしじま ひろし）

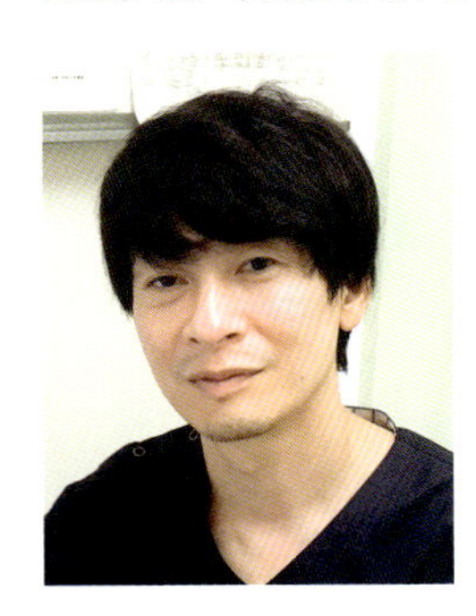

埼玉医科大学医学部 臨床医学部門
麻酔科 講師
日本歯科麻酔学会 認定医・専門医
日本障害者歯科学会 認定医

守安克也（もりやす かつや）

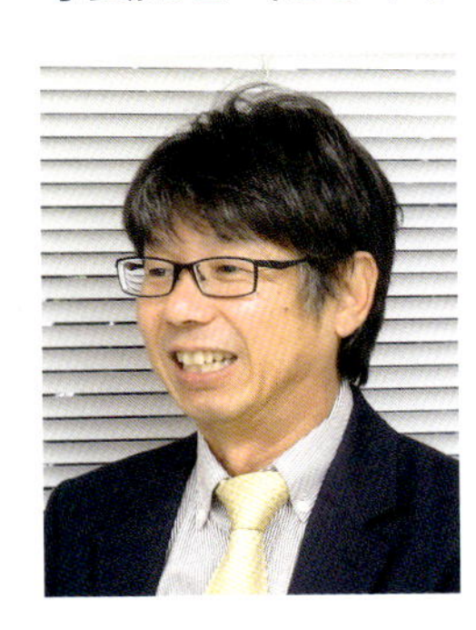

鶴見大学歯学部 小児歯科学講座 講師
日本小児歯科学会 専門医・指導医
日本障害者歯科学会 認定医

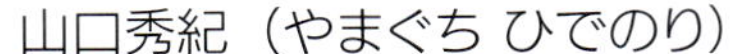

山口秀紀（やまぐち ひでのり）

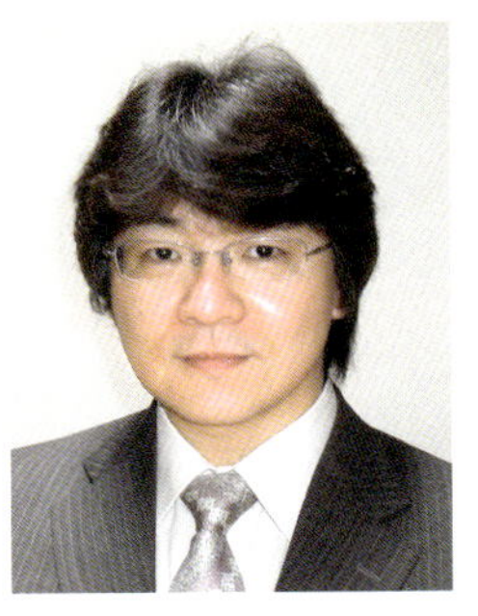

日本大学松戸歯学部 歯科麻酔学講座 准教授
日本歯科麻酔学会 認定医・専門医
日本有病者歯科医療学会 専門医・指導医
日本口腔インプラント学会 基礎系指導医
日本歯科薬物療法学会 認定歯科医師
日本障害者歯科学会 認定医

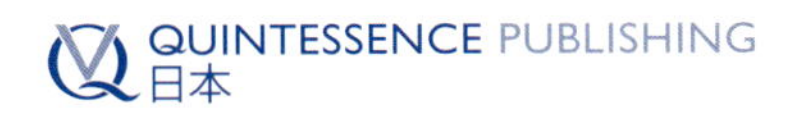

歯医者さんに教えて！ どんなお薬飲んでいますか？
患者さんの薬と持病を確認するときに使う本

2018年12月10日　第１版第１刷発行

監 修 者　長坂　浩

編 集 者　中島　丘

著　　者　今村栄作／岩﨑妙子／久保山裕子／星島　宏／守安克也／
山口秀紀

発 行 人　北峯康充

発 行 所　クインテッセンス出版株式会社
東京都文京区本郷３丁目２番６号　〒113‐0033
クイントハウスビル　電話(03)5842‐2270(代表)
(03)5842‐2272(営業部)
(03)5842‐2279(編集部)
web page address　http://www.quint-j.co.jp/

印刷・製本　サン美術印刷株式会社

ISBN978‐4‐7812‐0659‐2　C3047　定価はカバーに表示してあります